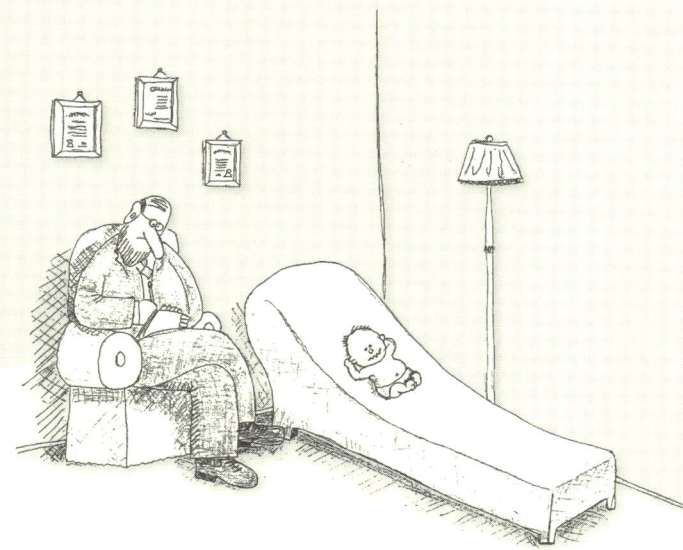

乳幼児−養育者の関係性精神療法とアタッチメント

青木 豊 YUTAKA AOKI ——著

[JCOPY] 〈(社)出版者著作権管理機構 委託出版物〉
本書の無断複写は著作権法上での例外を除き禁じられています。複写される場合は、そのつど事前に、(社)出版者著作権管理機構（電話 03-3513-6969、FAX 03-3513-6979、e-mail: info@jcopy.or.jp）の許諾を得てください。

序文

　私は医者で，専門は乳幼児精神科医学である。一般の方は「乳幼児に精神科医が必要なのか？」と疑念を持たれるかも知れない。人生の輝かしいスタートを切ったばかりの，可愛い無垢(むく)な小さな子どもたちに，精神科医という妙な種族（？）がかかわることに違和感をもたれるのも自然なことであろう。しかし，まず私が現実に生計を立ててこれたことがその必要性を示している（？）。そして何よりこの 35 年間，乳幼児精神医学を含む乳幼児精神保健が著しく発展し，昨今その重要性がますます認識されつつある。

　そこでまず，乳幼児精神医学・保健の発展の基盤となる研究について垣間みてみよう。
　第一の研究領域は，乳幼児の認知的，社会・感情的能力についての研究である。以前，学者たちにより乳幼児の能力は著しく低く見積もられていた。たとえばフロイト（Frued）は，早期の乳児は刺激障壁をつくり引きこもっている，あるいは一者の世界で母との境界もない世界に過ごしていると考えていた。乳幼児の行動観察を丹念に行い，創造的な発達段階を提案したマーラー（Mahler）ですら，乳児は「正常な自閉期」を 2，3 カ月まで過ごすと仮定していたのである。しかしその後にこの領域の研究者たち——とくに発達心理学者や精神医学の研究者たちは，乳幼児がその生まれた瞬間から外界と積極的にかかわりその体験を統合しているさまを，次々と見出していったのである。いくつか例をあげれば，生後 6 日の新生児は，自分の母親の母乳と他人の母親の母乳をかぎ分けられることが 1970 年代にすでに確認されている（Macfarlane,

1975)。月齢2, 3カ月から乳児は身体的には自己とは異なると「わかっている」母親と盛んに相互交流することが，常識となっている（Stern, 1985)。生後8カ月ぐらいの乳児は，他者と自分に「心」があることを「知って」おり，それを共有できたり，利用したりすることすらできるのである（！）。これら乳幼児の示す能力の発見は，乳幼児精神保健の基盤を興奮できるものにしていった。

　第二に，乳幼児期の社会・感情的「問題」は，それ以降に起こる「問題」より，後に大きな悪影響を与えることを多くの研究者が示してきた。臨床家もまた，「もっと早く来てくれればより容易に何とかできたかもしれない」としばしば頭のなかでつぶやいてきたのである。たとえば，より早期の虐待は，より遅く発生した虐待より，その子の社会・感情的発達を非適応的な方向に押しやること，さらに脳により広範で多くの障害を起こすことを，多くの研究が示してきたのである。

　第三の研究領域は，その能力が基盤を置く脳についての研究である。脳は乳幼児期以降も死にいたるまで，その可塑性を維持しながら発達・変化を遂げ続ける。しかし胎児期から乳幼児期にかけて，脳の基本的な機能や神経回線がおおよそ構築されることを研究者たちは教えてくれているのである。「三つ子の魂，百まで」という仮説が，彼らの研究によって半分は正しそうだと考えられるようになったのである。これらの研究は，以下にあげる乳幼児精神保健の重要性を支える研究ともなっているのである。

　では，乳幼児精神保健自身の重要性，その意義について以下2点のみ述べよう。

　第一に，上に述べた研究群は「心」の発達のために乳幼児期における早期の予防的介入が重要であることを強く支持している。乳幼児期にハイリスクであることは，乳幼児以降にハイリスクであるよりも，乳幼児以降の「心」や脳の発達を非適応的な方向に押しやることが示されてきたからである。第二に乳幼児精神医学・保健が，その必要性・重要性を増しているのは，乳幼児期にすでに種々の精神障害が存在することが少しずつ明らかになってきた点にある。自閉症を含む発達障害など，脳の傷害を基盤とした障害については以前か

ら研究が盛んであった。しかしこの20年ほど，いわゆる環境因が関連する精神障害が，診断可能であることが示されてきた。その代表例は，反応性愛着障害（Reactive attachment disorder）と心的外傷後ストレス障害（Post-traumatic stress disorder：PTSD）であろう。こうなると，この発達段階で，ある乳幼児はすでに障害をもっており，予防ではなく治療する人間が必要なことになる。喜ばしいことではないかもしれないが，この事実こそ私が臨床家として仕事をできる理由の1つなのだ。現在病んでいる小さな子どもを癒す多職種の専門家が精神科医も含めて必要なのである。

　ここまで，乳幼児精神医学・保健の発展の基盤的研究領域やその重要性についてその一部を述べてきた。ここからは，私が本書に何を書き，どういう意図でそれを書くかについてお伝えしたい。
　本書において私が意図し，目的としたことは，乳幼児精神医学・保健について，特定の角度から切り込みを入れることにより，まず第一にその側面の知識を共有することとである。第二に，そうすることで乳幼児精神医学・保健の本質の一部を読者の方々と分かち合うことである。上に述べたように同領域は世界でこの35年ほどその価値を高めながら著しく発展し，わが国でも研究・臨床が盛んになりつつある。その乳幼児精神医学・保健についての入門書──それは総花式のものでなく，その中核の一端をみられるといった類の入門書──にも本書がなることを私は意図している。
　本書で扱おうとしている特定の角度にかかわるテーマとは，以下のものである。第一に乳幼児─養育者の関係性とその治療法についてである。第二には，これも近年この領域において盛んに議論され重要性が共有されているアタッチメント（愛着）についてである。私は医者であるのでアタッチメントというテーマについてもその障害に対する評価と治療法について主なテーマとしたいと思っている。第三に，アタッチメント障害に大きく関連している乳幼児虐待についても少しはふれたいと思う。虐待が乳幼児に与える特異的病理が，アタッチメントの問題とトラウマの問題だからである。

　より具体的には，本書は2部で構成されている。

第1部は書き下ろしで，その内容は，乳幼児精神保健における関係性，とくに乳幼児—養育者の関係性とその歪みの治療法について記載した。この関係性の修復・治療法の代表的な1つである表象志向的親—精神（心理）療法について，その概念化から実践的な技法をまとめ，同領域で私同様悪戦苦闘している方々の参考になるようつとめた。このテーマを取り上げた理由を以下端的に伝えようと思う。

　すでに記したように乳幼児精神保健についての研究と実践はその重要性を増しつつ近年爆発的に発展してきた。その過程で同領域を貫くいくつかのプリンシパルが，現在共有されるにいたっている。学問領域全体についていえば，すぐれて学際的であることもプリンシパルの1つである。またすでに記した予防的観点は乳幼児期がまさに早期介入の時期に当たるために，重要な視点となる。発達の速度がその後の時期と比べると著しく速いことから，発達において何が変化し，何が変化しないのかを吟味する視点も最重要の観点となろう。さらには本書で取り上げる関係性，とくに乳幼児—養育者の関係性という視点・概念も，乳幼児精神保健におけるもっとも重要なプリンシパルとして共有されている。精神科医であり小児科医でもあったウイニコット（Winnicott）は「1人の赤ちゃんなどいない」，つまり，養育者との関係性のなかにしか赤ちゃんは存在しない，と随分以前に記載した。その後多くの研究や臨床経験からこの命題の妥当性が高まり，乳幼児精神保健を貫く最重要な原則の1つとなっているのである。

　こういった理由から，第1部のテーマを乳幼児—養育者の関係性と，その改善法に焦点化した。内容をより具体的に並べると，まず乳幼児—養育者の関係性について，代表的な概念化を提示し，次いで関係性の種々の領域と評価法とについて説明しようと思う。さらに関係性改善のための2つの代表的治療法をその概念のみ提示する。そして第1部の後半では，その2つのうちの1つで関係性治療の代表的な治療技法の1つ，親—乳幼児精神（心理）療法，とくに表象志向的親—乳幼児精神療法について記載する。この介入法についてもその概念化を示し，次に技法をまとめ，最後に症例を提示するつもりである。読者の実践にできるだけ役に立つよう，それらの技法が機能することを，症例提示に頁を割いて示したいと考えている。

第2部は論文集のかたちをとっている。第2部を貫くテーマはアタッチメント（愛着）とその障害であり，それについての解説的な論文を集めた。アタッチメントおよびアタッチメント障害は，乳幼児や児童にかかわる領域で，発達障害と並んで大きなトピックとなり多くの議論がなされている。またアタッチメント障害が強く関連している乳幼児虐待は，わが国の乳幼児精神保健の最重要課題の1つといってよかろう。そこで本書においてもアタッチメント障害との関連から乳幼児虐待についての記載も一部含まれる。また乳幼児虐待の特異的病理がアタッチメントの病理とトラウマの病理であるために，勢い乳幼児期の外傷後ストレス障害（PTSD）についての短い解説も見出されるであろう。

　ここで断っておきたいたい点がある。この第2部の第5,6,7,8,9章はそれぞれ，2008, 2006, 2005, 2008, 2006年に発表された論文である。そのため，2012年現在までの最新の研究が含まれていない。反応性愛着障害，アタッチメントに方向付けられたアプローチ，乳幼児虐待についても臨床研究はすすんでいる。この第2部は，それら新しい所見が含まれていない。いつか，乳幼児虐待を中心に評価・介入を最新の知見もまとめて書くことができればと，私自身は願っている。

　さてわが国でも，乳幼児精神保健の研究や実践は進歩を続けている。しかしまだ新しい学問・臨床分野だけに，十分に欧米に追いついているとはいいがたい。かくいう私は，米国ニューオリンズで，乳幼児精神保健の専門家になるためのハリス・フェローシップで2年間訓練を受け，その後1年乳幼児フルタイムリサーチフェローとしてチューレイン大学精神科で過ごした。しかしそれも10年以上前となってしまった。帰国して乳幼児専門外来をクリニックに開設し（現在の青木末次郎記念会・あつぎ心療クリニック附属・相州乳幼児家族心療センター），そこでチームの同僚とともに乳幼児とその親たちと懸命に付き合い，技量を少しは上げてきたつもりではある。しかし，われわれのチームも，深刻な状態に陥っている乳幼児と親との治療に悪戦苦闘し，「いったいどうすればよいのだろうか？」と戸惑うことはしばしばである。このような背景から，私は本書を，文献や書籍をレビューしただけの専門書にすることはせず，とくに第1部は，いわばわれわれのチームの実践の一部をまとめるようなかたちで

記載して，われわれ同様乳幼児とその家族を前にして悪戦苦闘している臨床家の方々に少しでも役立つような書籍にしたいと思った。しかしその実践の基盤となるエビデンスは，ある程度示そうと思っている。

　第1部で扱われる乳幼児―養育者の関係性についての情報は，乳幼児領域で働くほとんどの人々に役に立つかも知れない。精神科外来，心理相談室，児童相談所，母子支援にかかわる地域の機関，乳児院，保育園などの現場で働く人々に，役に立てばと願う。

　第1部の後半は，表象志向的親―乳幼児精神療法についての記述で構成される。この部分の情報は，関係性の介入に直接かかわっておられる人々，すなわち児童精神科医，子どもを扱っておられる心理士，小児科医の方々に有益な情報となることを願っている。また直接介入はされてはいないが，乳幼児にかかわる仕事をされている方々や，人間のこころについて関心をもっておられる専門家や学生諸氏などにも，以下のような側面から有益な情報を与えられることを願っている。すなわち，乳幼児精神保健において1つの介入方法としてこういったことが行われているということ，関係性のダイナミズムのありようの実際，関係性が改善するとはどのようなことか，"世代間伝達"とはどのようにあらわれ，それを断つことができるか，などについての情報である。

　第2部のアタッチメントとその障害のテーマも，乳幼児にかかわっておられる方々のすべてに有益な情報となりうると思う。アタッチメントについては，重要な概念のために前述したように多くの議論がなされるようになったが，ことばの定義などについての混乱がしばしばみられる。そのため，議論が生産的に進まないことがしばしばである。これら論文をとおしてアタッチメント概念の定義からはじめ，アタッチメント障害について理解が進むことを望む。またアタッチメント障害にも焦点を当てているため，とくに児童虐待にかかわる仕事に就いておられる方々の参考になればと願う。というのも，児童の虐待についての実践や研究はわが国においても随分すすんでいる一方，乳幼児虐待については――上記のような重要性にかかわらず，後塵を拝しているといわざるをえないからである。最後にこの分野の魅力に私が取り憑かれたように，本書全体が，若い臨床家・支援者・研究者やそれらを志す学生諸君の興味を引き付けることができれば私としては本望である。

さてこの書籍を出版するに当たって，幾人かの方々に感謝をあらわしたい。私は，書籍を書くのはこれが初めてである（この部分を読んで読者諸君，まだ逃げ出さないでもらいたい！）。ある研修会で私の講義を聴いてくれた福村出版の西野さんが，私に書籍を書くよう情熱をもって勧めてくれた。その励ましがなかったら，この本書は存在しなかった。本を書くことに不慣れな私を，はじめから最後まで，励ましアドバイスし続けていただいた。ありがとうございます。次にいろいろな意味で感謝したいのは，相州乳幼児チームの同僚たちである。本書は，彼らと仕事してきた内容をまとめたという面が強い。その点からいえば，本書は彼らとの共同の産物である。またまとまりあるかたちでことを進めることが苦手な私が，チームをつくりこの領域の仕事をし続けてこられたのは，彼らのおかげであり，その意味でも本書は彼らなしでは生まれなかったであろう。ありがとう。また経済的にはあまり採算の合わない乳幼児に対する仕事を，その意義を認識し続け，臨床をさせ続けてくれている医療法人青木末次郎記念会にも感謝したい。私の名は青木であるが，同法人の創始者の親族ではなく，偶然姓が一致しているばかりで，同族のよしみでサポートしてくれているわけではないのである。また目白大学の学生諸君に感謝したい。この本を書くのと並行して，大学人1年目の私は特に本書の第1部については，ほぼ同じ内容を学生諸君に講義した。講義のために内容を振り返れたこと，学生諸君の率直な講義に対する反応，などが書き進める原動力の1つとなった。次に私の師匠の1人チャーリー（Zeanah, Charles）と彼が率いるニューオリンズの乳幼児チームに感謝したい。このチームでは，それぞれのメンバーが犬の名を冠されていた。チャーリーはBig Dogとも呼ばれていた。私は1996年から3年間彼につきっきりのようなかたちで，この領域のことを学んだ。本書の多くの部分を私は，彼と彼のチームから学んだ。帰国の際彼がプレゼントしてくれたニューオリンズ・ジャズフェスティバルの版画は私の研究室に今もある。この版画の作者はニューオリンズに住み，飼い犬を亡くしてから青い犬に取り憑かれて，青犬を描き続けている。そして私の研究室にある版画にも，クラリネット奏者の横にその青犬が描かれている。もうお気づきかもしれないが，私はニューオリンズのチームではBlue Dog（青木なのでこの名を付されたのである）と呼ばれていた。チャーリーとニューオリンズのチームの皆に感謝！

最後になったが，日々驚かされながらも乳幼児の実情（！）と養育者との関係性について実地に教えてくれ，私のエネルギーの源ともなり，支えともなってくれている，妻奈々子と2人の息子悠太と龍一郎とに感謝したい。

2012年6月

青木　豊

目次

序文 ……………………………………………………………………………… 3

第 1 部　乳幼児—養育者の関係性と治療法

第 1 章　乳幼児精神保健における関係性について ……………………… 16
1　乳幼児—養育者の関係性の重要性（17）
2　乳幼児—養育者の関係性モデル（22）
3　関係性の領域（27）

第 2 章　関係性の評価 ……………………………………………………… 30
1　相互交渉（interaction）の評価（31）
2　表象の評価（35）
3　全体の適応度についての評価（39）
4　多元的・包括的評価（41）

第 3 章　関係性に対する治療について …………………………………… 45
1　代表的な治療の概念化（46）
2　乳幼児との遊戯療法（54）
3　その他のアプローチ（55）
4　治療の実際のかたち（55）

第 4 章　表象志向的親—乳幼児精神療法について ……………………… 56
1　治療の概念化と患者群の性質（適応）のレビュー（58）
2　この治療法の理論的背景（58）
3　治療過程と技法（59）
4　より具体的技法——治療中の母親の連想（お話）の動きと治療者の介入（64）
5　転移についての取り扱い（71）
6　乳幼児に対する治療者の態度（73）

7　治療の速度（76）
　　8　乳幼児チーム（79）
　　6　症例（81）

第 2 部　アタッチメントとその障害

第5章　アタッチメントの問題とアタッチメント障害 ……………… 110
　　1　アタッチメントとは何か？（111）
　　2　「アタッチメントの問題」とは何か？（114）
　　3　限界と今後について（123）

第6章　反応性愛着障害について ……………………………………… 125
　　1　乳幼児期の「愛着の問題」について：2つの研究の流れ——型分類と精神疾患・障害（発達心理学における愛着研究——非安全型について）（125）
　　2　反応性愛着障害と愛着障害（126）
　　3　わが国における研究・臨床課題（133）

第7章　乳幼児期の愛着障害——3症例による診断基準の検討 …… 135
　　1　児童青年精神医学とその近接領域（135）
　　2　対象および方法（136）
　　3　結果（139）
　　4　考察（154）

第8章　被虐待乳幼児に対するトラウマ治療と愛着治療 ………… 159
　　1　虐待によるトラウマの問題と愛着問題の発生（160）
　　2　被虐待乳幼児のトラウマの問題と愛着の問題についての評価（163）
　　3　治療・支援戦略（166）
　　4　最後に（169）

第**9**章　愛着研究・理論に基礎づけられた乳幼児虐待に対する
　　　　アプローチについて ……………………………………… 170
　　　1　乳幼児虐待に対するアプローチ（173）
　　　2　まとめ（184）

参考文献（187）

おわりに（215）

人名索引（216）
事項索引（216）

第 1 部

乳幼児―養育者の関係性と治療法

第1章
乳幼児精神保健における関係性について

　ある日臨床家であるあなたの前に，母親が月齢15カ月になる子どもを連れてくる。親からいろいろな話をうかがい，母親といるその子の行動を横目で観察した後，その母親から「この子は，何かおかしいところがあるのでしょうか？」とあなたは聞かれるであろう。臨床家であるあなたは，この質問に対して答えなければならない。しかし，まずさらなる評価が必要であるとあなたは考え，その旨を母親に伝えるかもしれない。さてあなたはどのように「この子を評価」し，もし「問題」があるとすれば，どのようにアプローチするのだろうか？

　次頁に描かれた漫画を，ご覧いただきたい。フロイトに少し似ているあなたが左に座っており，当の小さなクライエントは寝椅子に寝ている。さて，このようなかたちであなたはこの子を評価したり，治療したりできるだろうか？

　これではどうもうまくいきそうにないと，あなたも感じられるであろう。このやり方には，2つの決定的な欠点がある。1つめは，わかりやすく，乳幼児の言語発達の限界が考慮されていない点だ。あなたが，「母親について思いつくことを話してください」と言っても，そこにいる子は「ウーヴァー」とは答えてくれるかもしれないが，「母はぼくのことを自分のものだと思っているようで，いつも支配的なのです」などとは，答えてくれない。「ウーヴァー」で，この子の「気持ち」がわかるという治療者がいたら私に一報願いたい。乳幼児は狭義には，0～3歳なので，3歳の子なら少しは話をすることはできるが，それでも大きな限界があるのは明らかである。

　それでは，遊技療法は機能するだろうか？　この疑問は第二の点に関連する。

第 1 章｜乳幼児精神保健における関係性について　17

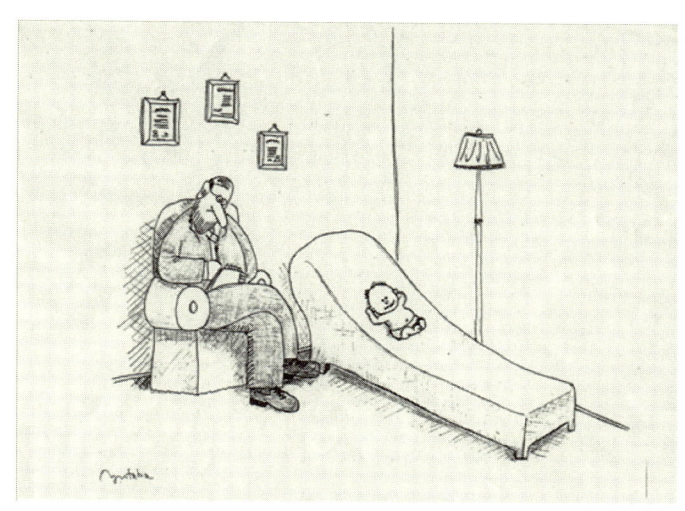

　この絵のようなやり方で，評価も治療も進まない第二の点とは，序文で記載したウイニコットの言及に関連しているのだ。すなわち「1 人の赤ちゃんなど存在しない」のである。もちろん，より正確にいえば，あなたが乳幼児 1 人と会うと，その子の認知能力や気質をある程度はわかるかもしれないし，自閉症スペクトラムの子どもや注意欠陥／多動性障害の子どもで乳幼児期の後半の子どもであればそれは意味のある評価ができるであろう。一方，そうでない場合は，あなたがその子と 2 人きりで会っても，その子のことを真に理解することは不可能なのである。この点を以下より詳しく説明したい。

1　乳幼児―養育者の関係性の重要性

　関係性の重要性は，膨大な研究がそれを示している（National Research Council and Institute of Medicine, 2000）。
　まず第一に乳幼児はそれ以降の個体より，環境とくに主要な養育者に生物学的にも，社会・感情的にも強く依存している。環境が赤ちゃんを放置すれば，赤ちゃんは死ぬしかないし，食事だけ与えられても，最重度の心理的ネグレクトが起これば反応性愛着障害という重篤な精神障害になるかもしれない。そ

のために，乳幼児は社会的文脈——とくに養育者との関係性のなかにしか存在しえないのである。その存在のあり方を如実に示す乳幼児の特徴がある。すなわち「関係性特異性（relationship specificity）」という概念であらわされる乳幼児のあり方である（Zeanah et al., 1997；青木ら，2003）。関係性特異性とは，乳幼児の行動を観察すると，彼あるいは彼女はおのおの異なった養育者とおのおの異なった関係性を示すとの概念である。換言すると，乳幼児にはAという養育者といる行動のパターンと，Bという養育者といる行動のパターンがかなり異なるという特性がある。乳幼児のこの行動特性を示す臨床報告としてはジーナーら（Zeanah et al., 1993），ジーナーとスキーリンガ（Zeanah & Scheeringa, 1996），クリテンデンと デイラーラ（Crittenden & Dilalla, 1988）などがある。まとまった研究としては，主に2つの分野からデータが得られている。

1つは，Face-to-Face Interaction のパラダイム（Tronick et al., 1978；Tronick et al., 1985）を用いたフィールドらのグループの一連の研究である（Field et al., 1988；Hossain et al., 1994；Pelaez-Nogueras et al., 1994；Martinez et al., 1996）。Face-to-Face Interaction とは，向き合った乳児と母親の状況で，母親に乳児に触れずにあやしてもらう方法である。彼らの一連の研究から，以下の所見が得られた。すなわち，抑うつ状態の母親をもつ乳児は，母親との陰性の関係を初対面の人間には汎化する傾向を示すものの，ある程度関係性が成立している抑うつ状態ではない他者（たとえば，父親，保育園の保母）には，陰性の関係を汎化せず，生き生きとした反応を示していたのである。ジーナーら（1998）は，同じ乳幼児の里親に対する関係性と実の親に対する関係性を測り，これらが多くの側面で一致しなかったことを報告している。

さらに青木ら（Aoki et al., 1997）は，20カ月の乳児の見知らぬ検査者に対する社会性を sociable と non-sociable に分類し，15カ月での母親との愛着の型がこの社会性を予測できるかどうかを調べた。結果は，予想に反して，愛着の型と社会性の間には何の関係も見出せなかった。この所見は，この時期の乳児は見知らぬ人にすら母親との関係を汎化する傾向が少ないことを示唆している。

関係性特異性を支持するもう1群のデータは，アタッチメント研究からあらわれた。すなわち12カ月から18カ月の幼児に，ストレンジ・シチュエーショ

ン（Strange Situation Procedure：SSP）（Ainsworth et al., 1978）をその両親にそれぞれ行ったところ，乳幼児の示すアタッチメントの型は母親と父親との間で統計的に一致しなかったのである（Main & Weston, 1981；Steel et al., 1996；Suess et al., 1992；Ijzendoorn & Wolff, 1997）。つまり，アタッチメント関係という関係性の領域で，乳幼児は母親と父親と異なった行動パターンを示していたのである（アタッチメントについての関係性特異性について，より詳しく知りたい方は Howes & Spieker, 2008 を参照のこと）。以上の乳幼児期に対する臨床および実証的研究結果は，乳幼児は異なった対象に対して異なった関係性をつくる傾向が強いこと，すなわち関係性特異性が存在することを示している。

　話を元に戻そう。乳幼児1人と治療者であるあなたが，週1回「遊技治療」をしたとしよう。そうすれば，あなたとその乳幼児との間に早期に特異的な関係性が生まれ，その子らしく行動しているようにみえるかもしれない。しかしそれは他の人，たとえば母親や父親との関係性のなかにいるその子の行動特徴とは，かならずしも一致しないのである。それぞれの関係性は別物なのだ。まさに「1人の赤ちゃんなど存在しない」のであって，関係性のなかにしかその子は存在しないのである。そして1週間に1時間だけの遊戯療法から生まれたあなたとの特異的な関係性は，その子の現在，および将来に大きなインパクトを与えるとは考えにくいのである。

　では，この関係性特異性が乳幼児期以降に消えてしまうのであろうか？

　まず，年上である大人のほうから考えてみよう。成人は，大まかにいえば，その性格をすでに確立している。「性格を確立している」という意味の1つは，種々の対人関係の領域においてそのパターンがある程度一定であることを意味している。このことを利用した治療の1つが，精神分析的なアプローチである。同アプローチでは，主要な現在の対人関係の葛藤のパターンが，転移された治療者との葛藤のパターンへと汎化され，その同一パターンを追求する技法を用いる。そしてこのパターンは，乳幼児期の主要な養育者との関係性のパターンからかたちづくられていると考えられている。とすれば，もう大人には関係性特異性がない，あるいはそういった傾向がかなり少ないということになる。こう考えてくると，関係性特異性は乳幼児にはみられるものの，成人期にはほぼ消失しているようにみえるのである。ではそれはいつ頃，どのような

プロセスを経てそれは消失するのであろうか？　この疑問は，飛び抜けて興味深いものであるが，答えはまだ出ていないようである．時期についていうと，ある人々――とくに乳幼児にかかわっている人々は，4, 5歳少なくとも6歳ぐらいで変化があるとの印象をもっている人もいる．私もその1人であるが，そのように考えるようになった臨床経験の1例を以下に示そう．

　3歳6カ月になる男児Aちゃんが，母親に連れられて，われわれのクリニックにやってきた．母親のAちゃんについての訴えは，多動で落ち着きがなく，乱暴で――とくに18カ月の弟への暴力が著しく，また危険な行為を頻繁にするというものであった．たとえば外出時に走っている車のほうに突っ走っていく，かなり高いところから飛び降りる，オーブンに手を入れようとするなどの行動である．実際Aちゃんはクリニックの待合室で，ソファからソファに飛び移り，階段を1段飛ばしで猛烈な速度で下り，5階の窓を開けてその桟に上ろうとした（もちろん窓は開かないようになっており，Aちゃんの安全は保たれた）．こういった行動をみれば，即座に注意欠陥／多動性障害（Attention Deficit/Hyperactivity Disorder：以下AD/HD）を疑ってもおかしくなかった．

　しかし，診察が進み，Aちゃんと私が少し慣れた時点で2人だけで遊んでみると，多くのおもちゃがあって注意が散漫になりそうな状況にもかかわらず，多動な症状はまったくみられなかった．のみならず，Aちゃんは自分が選んだ2つのおもちゃで落ち着いて私と相互的に遊ぶことができた．母親に聞いてみると，Aちゃんは継父と2人だけでいるときも，落ち着いているということであった．つまりAちゃんがAD/HDのような行動を起こすのは母親といるときだけだったのである．読者はすでに関係性特異性という概念が，このAちゃんにも当てはまることに気づかれているであろう．こうなればAちゃんを注意欠陥／多動性障害とは，診断できない．

　AD/HDは，『Diagnostic and statistical manual of mental disorders（4th ed., text rev.）』（2000）（以下DSM-Ⅳ-TR）のC項目でも「これらの症状が2つ以上の状況〔学校（または職場）と家庭〕において存在」しなければならない．コアなAD/HDの病因は脳の問題に発していると考えられるために，基本的には症状の発現について関係性特異性を有しないはずである．実際このA

ちゃんをわれわれはアタッチメント障害；安全基地の歪み：自己を危機にさらす，と診断した（Zeanah & Boris, 2000）。この子は母親から深刻な虐待・ネグレクトを受けていた。この家族への治療は，残念ながら母親の診察への動機の薄さと，転居により中断を余儀なくされた。そして5年後に，実家に同居するために戻ってきた彼らは，われわれのクリニックを再診した。この時点でのAちゃんは8歳であったが，診断上は正真正銘 AD/HD が該当した。診察室でも，学校でも多動と注意欠陥は明瞭であった。母親の話では，小学校1年の1学期にはすでに，学校でも AD/HD 症状は明瞭になったようである。こうしてみると，少なくともAちゃんについは6歳前後で関係性特異性が消失しているようにみえるのである。

　関係性特異性がより遅く消失するのではないかと，ある人々は考えている。その時期を10歳前後と考えている人々が多いようである。10歳前後で，脳の前頭前野もかなり完成の域に達し，この時期に多くの認知的，社会・感情的発達が集約して，対人関係の基本的パターンがある程度確立するとの研究は存在しているからである（阿部，1999）。こうしてみると，ある特定の発達段階においてすべてのケースで関係性特異性が消失するといった単純なことにはなっていないのかもしれない。重篤なケースと軽症のケース，関係性の領域による違いなどが，その時期の決定の因子なのかもしれない。あるいはまた，成人の場合ですら，ある種の関係性特異性が残存しているのかもしれない。

　これらの問題は飛び抜けて興味深いことであるが，話を本題に戻そう。どの発達段階でその特徴が減弱するのかはおいておくとして，少なくとも乳幼児期には，厳然として関係性特異性が存し，ある子を評価・治療しようとすれば，関係性のなかで評価し介入しなければならないのである。

　この関係性特異性という特徴以外にも，乳幼児精神保健において関係性が重視される重要な理由がいくつもある。以下羅列していくつか述べると，まず第一に，それぞれの乳幼児に気質が存在することは研究上も示されているが，多くの実証的研究がこれら気質は後の社会・感情的発達の予想因子にかならずしもならないことを示してきたのである（Crockenberg & Leerkers, 2000）。一方，乳幼児―親の関係性の質は後の認知的・社会・感情的発達の予想因子となることが，多くの研究で示されている（National Research Council and Institute of

Medicine, 2000)。第二に，もしある乳幼児が生物学的な危険因子をもっているようとも（たとえば，未熟児，妊娠・出産時の問題，乳幼児の陰性の気質），適応的な関係性をその子が親と形成していれば，よりよい予後が得られることもまた，実証的研究が示してきた（McCarton et al., 1997）。さらに乳幼児の社会・感情的発達に対する危険因子や保護因子は，関係性を介してその子に影響を与えるものが多いのである（Zeanah, Boris & Scheeringa, 1997）。たとえば，貧困の状況で生まれてきたり，十代の母親をもつ乳幼児にとって，貧困や母親の年齢そのものが心を傷つけ発達を歪めるわけではない。貧困にあえぐ両親，十代の母親の養育能力の低さが主に発達のラインを非適応的な方向に押しやるのである。

このようにわれわれ自身の心の発達に関する多くの重要な証拠から，乳幼児期における養育者との関係性は重視されすぎてもされすぎることはないのである。

では，乳幼児―養育者の「関係性」「関係性」と繰り返し記載してきたが，それはいったいどういったものなのであろうか？　どのように概念化されるのであろうか？

次の項で，われわれのチームが用いている関係性のモデルを示す。

2　乳幼児―養育者の関係性モデル

われわれのチーム（相州乳幼児チーム）は，乳幼児―養育者の関係性を理解するための基本的理論モデルとして，スターン（Stern, 1995）のモデルを用いている（図1-1）。このモデルをわれわれが選んだのは，歴史的には私が米国に留学していた時代，ジーナー率いる乳幼児チームがこのモデルを用いており，同モデルが臨床応用にすぐれていることをそこで私が学んだためである。

B rep ◄――► B act ◄――► M act ◄――► M rep

B：乳幼児；M：母親；rep 表象

図1-1　スターンの関係性モデル（Stern, D., 1995）

そもそもこのスターンらのモデルは乳幼児―親治療の概念化のためにつくられたモデルである。

同モデルにおける関係性の構成は，以下の4つの要素からなっている（図1-1）。すなわち，① M act（Interactive action of Mother）：母親（養育者を代表して母親とする）の乳幼児に対する相互交渉的行動，② B act（Interactive action of Baby）：乳幼児の養育者に対する相互交渉的行動，③ M rep（Representations of Mother）：養育者の乳幼児および乳幼児との関係についての表象，④ B rep（Representations of Baby）：乳幼児の養育者および養育者との関係についての表象である。この基本モデルでは，乳幼児―養育者の関係性を，これらの4つの要素が図1-1のように相互に影響し合っているオープンなシステムであるととらえている。

実例をあげてみよう。たとえばあなたが8カ月の子どもBちゃんをもつ父とする。いつものように仕事を終えて家に7時に着いたあなたは，妻とBちゃんに迎えられ，着替えをする。その後妻が夕食の支度をする間，あなたはBちゃんと遊ぶ。Bちゃんを床にお座りさせ，あなたも足を広げて座ると，Bちゃんはニコニコして「アーアー，アブー」と，興奮し両手を激しく上下に振りながら発声する。あなたは，やや変化を与えて応え，「アッアッアッ，アブー」と発声しながら，頭を激しく左右に振る。こういったことが何回か続いた後，あなたはBちゃんの体幹を両手でつかみ立たせて，「ジョボジョボジョボ」と言いながら，体幹を時計回り，反時計回りに遅い回転から徐々にその速度を上げ（このとき「ジョボジョボ……」という発声も加速度的にテンポを速くし，声の大きさもあげていく），そうすると次に何が起こるかを知っているように，Bちゃんは「カッカッカ」と笑い声を高くしていく。そしてあなたは，「デイオー」と発声してBちゃんを中空に持ち上げ，頂点に達させた後に「シュー」と言って着地させる。着地したBちゃんの顔はあなたの顔の15センチ前にあり，Bちゃんはこれ以上ないほどニコニコし，興奮して「カッカッキー」と笑い，腕をぶんぶん回す。さてこれが，ここ2カ月間，遊びのなかにしばしば入るパターンである。

ここで，少し理屈っぽくこのあなたとBちゃんの関係性を考えてみよう。あなたがBちゃんに向かって行う，目に見え耳に聞こえる行動が，上記紹介

した養育者からの相互交流的行動 F act（Interactive action of Father）である。具体的には，あなたが発した「アッアッアッ，アブー」という発声であり，Ｂちゃんの体幹の揺らし（その大きさ，速度，ピッチ）であり，持ち上げとそれにともなう発声などである。それに応えるようにＢちゃんは（というか最初はＢちゃんが），ニコニコして「アーアー，アブー」と発声し，両手を激しく振り，あなたのＢちゃんの体幹の揺らしに合わせるように，「カッカッカ」と笑い声を高くし，最後は大きな興奮で，最大限の笑顔と笑いをあなたに向けて発する。このＢちゃんの目に見え耳に聞こえるあなた（養育者）への行動が B act なのである。F act と B act は相互に調子を合わせている Inter-action（相互交渉）であり，ダンスしているようなものだ。この interaction（相互作用や相互交渉という日本語より，この英語のほうが本質をとらえやすいために今後，インターアクションと表記する）こそ関係性の重要な要素である。しかしそれだけがあなたとＢちゃんの関係性を構成しているのであろうか？　では次の例を考えてみよう。

　あなたは，今日も仕事を終えいつもと同じように，家にたどり着き，Ｂちゃんと向かい合う。今日はあなたのほうが（そういうこともしばしばあるのだが）「アッアッアッ，アブー」とＢちゃんに声をかける。とＢちゃんはあなたをはっきり見つめてはいるが，発声しない。そこであなたは，これもときどきやる手なのだが，「ピーッピ」と口笛をＢちゃんの顔に向けてする。これもＢちゃんを興奮させるのに効果的だとあなたは思っている。ところが，Ｂちゃんは「バー」と小声で発声したのみで，いつもの興奮がみられない。あなたは，熱でもあるのかとＢちゃんのおでこに手をあてるが，発熱はしていないようだ。そこであなたは奥さんに「今日なんか元気ないね，昼どうだった」と聞く。すると「さっきまで寝てたからじゃない」という答えが返ってきた。あなたは，じゃこれかと，はじめはやや刺激を抑えて，しかし時間を経るごとにいつもよりも大きな声とＢちゃんを揺らす速度もやや速くして例の，ジャンプゲームをやってみる。するとはじめはＢちゃんも反応が鈍かったが，いつものような爆発的な笑顔がみられるようになった。

　このエピソードを少し詳しくみてみよう。ここで起こったことは，あなたのＢちゃんに対する発声の後，まずいつものＢちゃんと（あるいはいつもの

Bちゃんとのインターアクションが起こらないので)「ちょっと違うな」と感じたことである。この意味は，あなたの脳（心）のなかに，Bちゃんとのそれまでのインターアクションの平均的記憶——大まかにいえばはじめに記載したBちゃんとのインターアクションのパターンの記憶（これこそ養育者の乳幼児についての／乳幼児との関係についての表象〔F rep : Representation of Father〕の1つである）と照らし合わせて，その日のBちゃんの行動がいつもと異なると認知したことを意味している。そこであなたはBちゃんの額に手を置いたり，いつもよりは早めに，より楽しい興奮を誘うジャンプゲームに移った。すなわちF repがあなたのF actに影響を与えたのである。もちろんすでに述べているが，F repは，毎日のように繰り返された帰宅後のBちゃんとの現実のインターアクションから平均化して形成されたものなのであり，インターアクションがF repをかたちづくる主要な要素であることは明らかである。では，Bちゃんのほうに B repすなわちあなたおよびあなたとの関係についての表象が存在する証拠はあるだろうか。それはまず上記のエピソードのなかに，示唆されている。あなたが，Bちゃんの体幹を支え，徐々に声，運動速度を上げていたときに，Bちゃんの興奮は高まっていき，持ち上げて降りてくるまでにその頂点に達するが，Bちゃんはそれを途中で知っているがごとく，興奮を増していくのだ。たとえばあなたが，途中まで同じことをして，持ち上げる瞬間にそれを止めてしまって無言になったら，Bちゃんはどうするであろうか？　たぶん，「あれ？」というような表情になり，あなたの顔をのぞき込む可能性が高い。そのままにしておくと，たとえば「うーうー」とか唸り，足を延ばしてジャンプをあなたに要求することも十分ありうる。そうとすれば，Bちゃんにも，これまでのインターアクションからかたちづくられたあなたとの関係の表象B repがあり，そのB repが影響を与えてそのような行動をとると考えられる。

　このことを，実証的に示した実験がトローニック（Tronic）やフィールド（Field）らにより行われた。関係性特異性の説明ですでに記載したFace-to-Face Interactionのパラダイムが利用された。向き合った乳児と母親の状況で，母親に乳児にふれずにあやしてもらう。そしてその途中，母親に表情と動きをいきなり止めてもらうのだ（Still Face）。母親の行動は止まり表情は能面の

ようになる。この急激な M act の変化に乳児はどのような反応を示すだろうか？　乳児は，はじめ母親の顔をやや直視し，その後よそを向くことが多くなり，さらには何か母親の反応を引き出そうとするような行動（たとえば，前に体を乗り出し，「うーうー」と母親に発声する）をとる。それも無視されると，乳児の行動にまとまりがなくなってくる（Tronick, Cohn & Shea, 1985）。この観察は，母親の Still Face に乳児が「いつもの母親（B rep）じゃないぞ，どうしよう！」となっているさまを示しているとしか考えられない。さらにフィールドらは，うつの母親とその乳幼児と，健常の母親とその乳幼児で Still Face を含む Face-to-Face Interacion を行った。結果，うつの母親をもつ乳幼児は，健常のペア比べて，Still Face のとき，その前の行動の変化が少なかったのである（Field, 1984）。もう読者はおわかりのことと思うが，うつの母親をもつ乳児にとって，Still Face（平板で感情の表出がない）はいつもの母親の表情と変わりがないのである。つまり，B rep は B act に，変更を求めることをしなかったわけである。

　長々と説明してきたが，まとめると，乳幼児—養育者の関係性とは，養育者の乳幼児についてのあるいは乳幼児との関係性についての表象 M rep，養育者の乳幼児への相互交流的行動 M act，乳幼児の養育者への相互交流的行動 B act，乳幼児の養育者についてのあるいは養育者との関係性についての表象 B rep が，力動的に，相互的に影響し合っているオープンなシステムと概念化ができる。

　ここで但し書きをしておかなければならない。上記の記述は基本的理解を促すため，かなり単純化されているという点である。とくに両パートナーの表象についていえば，たとえば母親の乳幼児についての／乳幼児との関係についての表象 M rep についていえば，その内情はさらに複雑である。M rep がインターアクションの平均化した記憶が核になることは，確かであると考えられるが，以下の一群の表象が含まれることも確認しておかなければならない。すなわち，母親の一般的な子どもへの認知・イメージ，母親の母（乳幼児の祖母）から母親が育てられた体験が影響を与えている娘としての自己表象，関係性としては祖母—母親の関係性の表象や，その母親が属している文化の有する特定の子ども像なども，母親の表象に含まれる。これらについてより深く知りたい

方は，スターンの著書『母性のコンステレーション』(1995) を参照されたい。そこには理論的詳細に母親の表象，乳幼児の表象についても見事に描かれている。

3 関係性の領域

さて先に述べた概念化は，乳幼児―養育者の関係性のモデルであり，その内容（ここでは領域と呼ぶ）を示したものではない。乳幼児と養育者の関係には１つの領域しかないとはどうしても考えられまい。たとえば，先に記したあなたとBちゃんの関係性の領域は，遊び―遊びの領域だといえるであろう。そこでは，乳幼児の探索，想像力，情緒の共有（とくに陽性のそれ）など，乳幼児の発達にとって重要な要素が含まれている。他の例を考えてみよう。たとえばあなたが２歳10カ月の子を育てているとする。あなたはその子とも遊び―遊びの領域をもつであろうが，次のようなこともしなくてはならなくなる。すなわち，食事の時間になっても，TVを夢中で見続けている子どもを，食卓につかせなければならない。この場合，子どもがしたいことを，家庭内の規範に合わせるよう促さなければならないのである。この領域はたとえば，スーパーなどでさわってはいけないもの（社会的規範）にさわろうとするのを止めることから，遊んだものを片づけることまで多くの具体的な状況がある。同領域は，養育者の側からいえば，しつけ，限界設定をしなければならない領域であり，乳幼児の側からいえば，どれだけ自分の気持ちを出して，しかし親の助けを借りて自分のしたいことを抑制・コントロールし親に協力できるかという領域である。これは遊びの領域とは，随分異なる領域といえよう。そのほかにも重要な領域がある。表1-1を参照していただきたい。この表は，エムデ (Emde, 1989) が提唱し，それを，ジーナーら (2000) が改変したものである。

第1の領域，すなわち「情緒調節（乳幼児）―情緒的応答性（養育者）」についていえば，たとえば9カ月の赤ちゃんがハイハイをしてきて，段差のあるところで止まり，母親のほうを振り返る（このとき，乳児は安全かどうかが不安である）と，母親がその段差が低くて安全であると判断し，赤ちゃんに笑いかけて"大丈夫よ"とメッセージを送る（情緒的応答性）。乳児は不安を軽減し

表 1-1　評価すべき領域 (Zeanah et al, 2000)

領域	乳幼児		養育者
1	情緒調節	—	情緒的応答性
2	安全感・信頼・自己評価	—	滋養・価値づけ・共感的対応
3	警戒感・安全・自己保護	—	保護
4	慰めを求める	—	慰め・苦痛に対する反応
5	学ぶ・好奇心・達成	—	教える
6	遊び・想像力	—	遊び
7	自己コントロール・協力	—	しつけ・限界設定
8	自己調節・予測性	—	ルーティン・構造

(情緒調節)，段差に向かって前進する。このような例が，乳幼児―養育者の関係性における情緒調節―情緒的応答性の領域である。

　第2の領域「安全感・信頼・自己評価(乳幼児)―滋養・価値づけ・共感的対応(養育者)」は，アタッチメントにも関連した領域で，子どもがネガティブな情緒(たとえば痛みからの苦痛)に陥ったとき，養育者は，その気持ちに共感し，なだめ慰める。あるいは，子どもの達成に，養育者の側がそれを「よし」と価値づけ，陽性のフィードバックをするような領域である。たとえばブロックのおもちゃで2歳児が何かつくり，親にそれを自慢げにニコニコして見せたとしよう。親は，「わーすごいわね！　よくできたね！」と達成の喜びを共有し，その子の行動をすばらしいものであると，価値づける。子どもは，親との情緒的つながりとともに，自己評価を高める。

　第3の領域，すなわち「警戒感・安全・自己保護(乳幼児)―保護(養育者)」は，身体的な安全についての領域である。養育者の側をみると，乳幼児の身の安全を守ることである。道で車道側に行ったり，溝に行きかけた子を止めたり，台所で刃物にふれそうになっている子を制止する行動がある。乳幼児の側からみれば，そうしてもらうことで本来生物学的にある程度備わっている警戒感を適切なものにし，自己保護の能力を増す。

　第4の領域「慰めを求める(乳幼児)―慰め・苦痛に対する反応(養育者)」もアタッチメントがかかわる領域の1つといってよいであろう。乳幼児が苦痛や陰性の感情に支配されたとき，養育者に慰めを求める。養育者は乳幼児の

苦痛に共感し，なだめ慰める。こうして乳幼児は自分が苦痛をいだいたとき信頼できる他者に近づけば，安心感を得られることを学ぶのである。

　第5の領域「学ぶ・好奇心・達成（乳幼児）—教える（養育者）」は，乳幼児がおもちゃなどで課題をマスターしようとするとき，それがとくに困難である場合，その課題をあきらめずやれるか，養育者に助けを求められるか，楽しみを維持できるかなどであり，養育者はそのとき，直接の指示よりは何とかその子がヒントさえあれば次に進めるように行動的なサポートを行い，さらに課題途中も「おーおー，いい感じ」などと子どもが楽しくなるよう声をかけたりして，情緒的に元気づける。そして課題が完成したときには，ポジティブなフィードバックを行い喜びを分かち合う領域である。

　第6の領域「遊び・想像的（乳幼児）—遊び（養育者）」と第7の領域「自己コントロール・協力（乳幼児）—しつけ・限界設定（養育者）」は，すでに記した。　第8の領域，すなわち「自己調節・予測性（乳幼児）—ルーティン・構造（養育者）」は，養育者の側からいうと，日々の生活で乳児に授乳する時間，寝かしつける時間，食事時間の設定，部屋の温度の調節など，日単位や週単位のルーティンをある程度の柔軟性をもって行うことである。乳幼児はそれらルーティンをとおして，時間や日々がおおよそこのように進むとの安定した時間的，空間的な構造を内在化し，自己調節や予想性を獲得していくと考えられる領域である。

　このように，乳幼児—養育者の関係性の領域は多彩で豊かである。関係性を評価する際，どの領域が，どの程度適応であるか，あるいはうまくいっていないかを評定する必要がある。一般的にいえば，より重度の関係性の障害が見出される場合，より多くの領域がより重度に障害されており，その逆も大まかにいえば真である。あなたがもし子どもをもっていれば，親としての自分を見つめてもらいたい。たとえばあなたは子どもと遊ぶのは苦もなく楽しめる（遊び—遊びの領域にほとんど問題や苦痛を感じない）けれども，どうもしつけ・限界設定が苦手で，困難を感じることが多い，といったことがあるかもしれない。あるいは，その逆，すなわちしつけにはそれほど苦労しないが，遊ぶのがあまり得意でないという親もおられよう。完璧な親，親—乳幼児関係というものは存在しないものだ。

第 2 章
関係性の評価

　さて，われわれはここまで乳幼児―養育者の関係性の重要性，その概念化モデル，関係性の領域について学んできた。では，実際の臨床の場面でどのようにそれらを評価するのであろうか？

　図1-1の関係性のモデルをもう一度みてもらいたい。関係性を評価するには，インターアクションすなわちM act ↔ B actの評価が必要である。また養育者の表象M repも評価しなければならない。乳幼児の表象B repも評価する必要があるが，後に述べるようにこれを直接評価することは困難である。

　われわれの相州乳幼児チームでは関係性を評価する場合，初診時の養育者と乳幼児の様子，養育者や家族とのインタビュー，待合室での行動の特徴など，さまざまな状況での乳幼児―養育者の関係性の特徴をとらえる努力をしている。そのなかで外来において臨床的に使用している構造化された関係性評価方法は，主に以下の4つであり，すべての乳幼児―養育者にインターアクションと表象の評価を行っている。すなわち，①構造化された養育者―子どもインターアクション評価法（Structured Cavegiver-Child Interaction Procedure）（Crowell et al., 1988；Zeanah et al., 1997）〔月齢12カ月以上〕，②フェイス・トゥー・フェイス・インターアクション（Face-to-Face Interaction）（Tronick et al., 1978；Tronick et al., 1985）〔月齢12カ月未満〕，③子どもについての作業モデル面接（Working Model of the Child Interview：WMCI）（Zeanah et al., 1989），④親子関係の包括的アセスメント・スケール（Parent Infant Relationship Global Assessment Scale：PIRGAS）（Diagnostic Classificatino of Mental Health and Developmental Disorders of Infancy and Early Childhood：

REVISED EDITION：以下 DC：0-3R, 2005) である。これらの具体的な評価方法と，評価の視点について以下に説明したい。

1 相互交渉（interaction）の評価

　構造化され，その信頼性・妥当性が比較的確立された相互交渉測定法にはいくつかある。たとえばクラーク（Clark, 1985）が研究および臨床目的で開発した「Parent-Child Early Relational Assessment Scale：PCERA」がある。PCERA は自由遊びや食事，分離再会場面など相互作用場面における親と子どもの行動的・情緒的特徴を評定するものである。ほかにも，とくに授乳食事場面における親子の相互作用の質を評定する「Nursing Child Assessment Feeding Scale：NCAFS」（Barnard, 1989），親子間の情緒的な利用可能性を評定する「Emotional Availability Scale」（Biringen & Emde, 2000）などがある。われわれのチームでは，これらの測定法と比較しても，臨床上もっとも有益な情報を与えてくれる検査法，「構造化された養育者—子どもインターアクション評価法（Structured Cavegiver-Child Interaction Procedure）」（Crowell et al., 1988：Zeanah et al., 2000）を用いている。この検査法は上記のほかの検査と比較して，より広い領域の評価をカバーできるよう開発されている（Zeanah et al., 2000）。以下に紹介するのでその点を確認してもらいたい。一方たとえば NCAFT では，重要な領域ではあるものの，授乳や食事場面にまつわる領域しか評価としてカバーできず，それ以外の領域は詳しく観察するのが困難であろう。

a 構造化された養育者—子どもインターアクション評価法
（Structured Cavegiver-Child Interaction Procedure）

　構造化された養育者—子どもインターアクション評価法は，前述したモデルの M act ↔ B act，つまり乳幼児と養育者の行動的相互交渉（interaction）を評価する方法で，上記の関係性の領域の多くを観察できるようつくられている。この方法の原型が，クローエルら（Crowell et al. 1988）によって 24 カ月の乳幼児を対象として開発されたため，われわれのチームではクローエルと通称し

表2-1　臨床的問題解決プロシージャーの各エピソード

　　　　　　　　　　自由遊び（Free Play）
　　　　　　　　　　片づけ（Clean Up）
　　　　　　　　　　シャボン玉（Bubbles）
　　　　　　　　　　課題1―4（Task1―4）
　　　　　　　　　　分離（Separation）
　　　　　　　　　　再会（Reunion）

ている。この原型をジーナーら（2000）が12カ月から54カ月の乳幼児用へと修正した。われわれが用いているのはその修正版である。この検査を行うには，中程度の大きさのあるキャビネットと，ビデオモニタリングシステムをもつプレイルームと，隣室のビデオモニタリング室が必要である。

　構造化された養育者―子どもインターアクション評価法の手続きは，自由遊びから始まり，分離，再会に終わる6つのエピソードからなっており，おおよそ40分を要する（表2-1）。養育者には，全体を理解してもらうために開始前にあらかじめ手順について説明をしておくが，これらの手順を養育者は事前に覚える必要はない。というのも各エピソードから次のエピソードへの移行は，隣室の検査者が電話を使って養育者に指示を出すことになっているからである。検査をするプレイルームには，最初から最後まで乳幼児と養育者2人しかいない。

　養育者への手順の説明が終了すると，まず，養育者に「普段どおりに遊んでください」と指示をし，10分間，親子に8種類前後の標準化されたおもちゃで遊んでもらう（自由遊びのエピソード）。このエピソードでは，より少ないストレス状況での二者関係が観察できる。このエピソードでは，主に領域6の「乳幼児の遊び・想像力」とそれに対応する「養育者の遊び」を観察することが可能である。ほかの領域としては，領域1の「乳幼児の情緒調節」とそれに対応する「養育者の情緒的応答性」，領域2の「乳幼児の安全感・信頼・自己評価」とそれに対応する「養育者の滋養・価値づけ・共感的対応」，領域5の「乳幼児の学ぶ・好奇心・達成」とそれに対応する「養育者の教える」，なども観察が可能である。

　第二のエピソードの片づけでは，自由遊びで使ったおもちゃを片づけてもら

う。養育者には「子どもに，おもちゃを片づけてもらってください。必要と感じたら手伝ってあげてください」と電話で指示する。遊びから片づけへの移行という，多くの乳幼児が抵抗するストレスフルな状況下での二者関係を観察する。主に観察・評価される領域は，領域7の「乳幼児の自己コントロール・協力」とそれに対応する「養育者のしつけ・限界設定」である。

　第三のエピソードのシャボン玉では，養育者に「シャボン玉を吹いて，それを子どもに手でつぶしてもらって遊んでください」と指示をし，3分間観察する。このエピソードでは，子どもの最大の陽性の情緒が引き出されやすく，その陽性の情緒の高さを評価する。また関連して，評価すべき領域1の乳幼児では「情緒調節」と養育者の「情緒的応答性」に焦点づけて観察することが可能となる。

　第四のエピソードは，4つの課題である。これらの課題を，乳幼児の発達段階に合わせて，鍵つきのキャビネットの中に用意しておく。課題1と2は，乳幼児の発達レベルを考えると，1人で達成できると予想されるものであり，課題3と4は，親の助けが必要になるものであり，徐々にその難易度が増すように設定されている。各課題に約2〜5分間を要する。このエピソードでは，乳幼児の課題達成能力を評価するのではなく，たとえば困難な課題を行わなければならないストレスフルな状況で乳幼児—養育者がどのような活動をするのか，乳児が助けをうまく求められるか，養育者がどの程度情緒的・行動的に乳幼児を手助けできるのかなどを観察する。主要な評価すべき領域は，「乳幼児の学ぶ・好奇心・達成」とそれに対応する「養育者の教える」（領域5）である。

　これらの課題が4つ終了すると，第五のエピソードの分離の段階に移る。乳幼児が今まで使用していたおもちゃで遊べるような状態にして，危険なシャボン玉液を持って，部屋から出てきてもらうように養育者に依頼する。もし乳幼児が泣き出し泣き続ければ，次の再会のエピソードに入るが，通常は3分間の分離を行う。ここでは，分離に対する乳幼児の行動が観察でき，乳幼児のアタッチメントについての情報を得ることが可能となる。また，養育者がどのように分離するのかも観察できる。

　3分経過後，最後の第六のエピソードの再会に移る。養育者に再び部屋に

入ってもらうが，その際ドアをノックして，子どもの名前を呼んだ後に入室してもらう。ここでは，分離後の再会場面で両者がどのように身体的・情緒的接触をとり，情緒的な絆を回復していくのかなどのアタッチメント関係を観察できる。乳幼児の接近行動，回避行動，コントロール行動，しがみつき行動などのアタッチメント行動の展開を観察する。第1の領域，すなわち「情緒調節（乳幼児）—情緒的応答性（養育者）」，第2の領域「安全感・信頼・自己評価（乳幼児）—滋養・価値づけ・共感的対応（養育者）」，第4の領域「慰めを求める（乳幼児）—慰め・苦痛に対する反応（養育者）」が観察・評価できる。再会エピソードは3分間で，このエピソードで構造化されたインターアクション評価法は終了する。

以上の手続きが，構造化された養育者—子どもインターアクション評価法であり，上述のように広範な乳幼児—養育者の相互交渉を観察することができる。なお，この Procedure は，先行研究において信頼性・妥当性に貢献できる所見を得ている（Crowell et al., 1988；Crowell et al., 1991）。

修正版については，わが国においてはわれわれのグループが，現在その信頼性・妥当性の検討を臨床群で行っている。

b Face-to-Face Interaction

構造化されたインターアクション評価法は，月齢12カ月以上でしか行われないため，12カ月未満の乳児とその養育者の関係性評価には，Face-to-Face Interaction（Tronick et al., 1978；Tronick et al., 1985）を主に用いている。この評価法は，関係性特異性の説明の項でしばしば登場した評価法である。

やや繰り返しになるが，同方法は，トロニックら（Tronick et al, 1978, 1985）が乳幼児と養育者の相互交渉を観察するために開発した方法で，彼らはこの方法を用いて，乳児—養育者の関係が相互調節的であることを示した。同評価法にフィールドら（1988）が後に，母親に能面のように顔の表情をなくしてもらう Still Face のエピソードを加えて，抑うつ状態にある母親とその乳児の関係性を観察・研究するための方法としても用いられた（Hossain et al., 1994；Pelaez-Nogueras et al., 1994；Martinez, 1996）。

この方法は，初めの3分間養育者に手をふれないであやしてもらい，その

後の3分間は顔の表情を止めてもらい,さらに3分間は自由にあやしてもらうという合計9分の手続きからなる。鏡を用意して,1つの画面に乳幼児の表情と養育者の表情を同時にとらえられるように状況を設定し,ビデオ録画して後で評価する。これによって,養育者と乳児の両方の様子を同時に観察することが可能となる。観察のポイントは,乳幼児については,陽性の情緒,むずがり,発声,目線の位置はどうかなどを観察する。養育者については乳幼児の様子を読みとる感受性や情緒状態,目線や頭の位置などを観察する。そして,両者がどの程度相互的な関係をもちえるかを評価する。Still Faceについては,すでに述べたため省略したい。

2 表象の評価

インターアクションの評価以外に,親の乳幼児に対する／乳幼児との関係に対する表象 M rep と,乳幼児の親に対する／親との関係に対する表象 B rep を測定・評価する必要がある。しかし,B rep についての直接の評価は,もっとも困難である。というのも,表象の評価には,おおむねことばを用いた面接が行われるためである。第1章でみたイラストを,思い出してもらいたい。乳幼児にはことばの発達に限界があり漫画のやり方は機能しないのである。であるので B rep に関しては,主にインターアクションと以下に示す養育者の表象とから総合して推測するしかない。

では,養育者の表象はいかに評価されうるであろうか? その目的に沿った評価法は,いくつか存在する。例をあげると,親の子どもとの関係性に関する表象を評定するためのインタビューとして,「Parent Development Interview：PDI」(Slade et al., 1999；Aber et al., 1999) がある。PDI は,子どもとの関係性の特徴や関係性における喜びや困難さなどについて尋ねているものであり,主に子どもとの関係性における親の情緒的経験(怒りや困惑,喜びなど)や語りの組織化(一貫性や描写の豊かさ)を評定するものである。またほかにも,ブレセルトンら(Bretherton et al., 1989)が開発した「Parent Attachment Interview：PAI」がある。PAI は,親の子どもとのアタッチメント経験に焦点を当てたインタビューであり,主にアタッチメントにかかわる

親の考えや感情を評定したり，子どもとの関係性における母親の敏感性や洞察性を評定したりする。われわれのチームは「子どもについての作業モデル面接（Working Model of the Child Interview：WMCI）」を用いている。この面接法を選んだ理由は，筆者が留学中に同インタビューの開発者であるジーナーからこの面接法について学び，臨床で十分使えることを現場で確信したことと，信頼性・妥当性の検討が進んでいることなどの理由による。以下この測定方法について解説したい。

子どもについての作業モデル面接（Working Model of the Child Interview：以下 WMCI）

この評価法は，ジーナーら（Zeanah et al., 1989）によって開発され，米国においてその妥当性・信頼性が検討されている（Benoit et al., 1997；Zeanah et al., 1995；Zeanah et al., 1994）。このインタビューは，養育者の乳幼児および自分と乳幼児の関係についての認知・情動を評価する。WMCIの実際についてみてみよう。

同インタビューは，半構造化されたインタビューで，1時間ほどの時間を要する。以下に WMCI の構成と，評価の視点について述べる。

(1) インタビューの構成

①乳幼児についての養育者の体験を語ってもらえるようにつくられている。つまり，乳幼児が何をして何をしなかったということよりも，親がそれに対してどのように感じているのかという親の体験を重要視した質問となっている。

②乳幼児との関係について物語的説明を誘発するようにつくられている。質問の流れは，妊娠時のことから聞き始め，その子が大人になったときのことを想像してもらうというように，養育者がわが子およびわが子との関係を時間的な流れとして，物語として語りやすいようにつくられている。また，ある質問項目では，乳幼児のパーソナリティをあらわす5つのことば，あるいは形容詞を尋ね，そのことばを説明するような具体的なできごとを話してもらう。このように，その子の性格のさまざまな面が，具体的にいきいきと語れるようにつくられている。

(2) 評価の視点

主に3つの視点から評価がなされる。

①語りの特徴

養育者がインタビューのなかでどのように語っていくのかに注目して評価する。その際，8つの臨床的指標がWMCIの評価マニュアルに記載されており，それらを基準にそって評価する。以下，簡単にそれらを紹介しよう。

i) 知覚の豊かさ　親が乳幼児を個として描写し，そこでの物語中どの程度豊かに詳細を語ることができるのかを評価する側面である。乳幼児のことを多くのことばを使って語ることのみがスコアを高めるわけではなく，ことばは少なくとも乳幼児がいったい何者であるのかというはっきりとした感覚を描写するほうが豊かであると評価される。

ii) 変化への開放性　養育者の語りから，乳幼児についての新しい情報や洞察に対して，どれほど柔軟で開かれているのかを判断する。

iii) 関与の強さ　乳幼児との関係にどれほど心理的に没頭しているのかの程度を評価する。この没頭は，不安で仕方がない場合も，楽しくて夢中になる場合も高スコアとなる。

iv) まとまり／一貫性　親の乳幼児についての表象のなかで，観念と感情が全体として一貫性があるのかを評価する。たとえば，自分の子どもの性格について「すごく甘える」と述べた母親が，後に「この子は，私のことをほとんど気にしていない」と述べれば，一貫性スコアの評価は低くなる。この評価は，養育者の表象を評価するなかでもっとも重要な評価の1つである。

v) 養育上の敏感さ　養育者が乳幼児を自分とは別個の個人とみなし，乳幼児の要求や経験を受け入れている程度を評価する。たとえば，乳幼児の苦痛な体験をどのくらい理解しているかなどである。

vi) 受容／拒否　養育者が自分自身の生活上の要望や欲求をある程度犠牲にし，乳幼児を養育する負担をどのくらい拒否，あるいは受容しているのかを評価する。

vii) 養育の困難さ　養育者が育児をどれぐらい困難だと感じているかを評価する。ここでは，養育の客観的な困難さが評価の焦点となるので

はなく，養育者の主観的な体験が問題となる。
  viii）喪失へのおそれ　　乳幼児を喪失することへの，不合理なおそれをいだいている程度を評価する。
②情緒のトーン
　この視点は，乳幼児についての親の表象がどのような情緒で色づけされており，情緒のトーンそれぞれがどの程度なのかを評価するものである。主な情緒として，喜び，いかり，不安，罪悪感，無関心などがあげられる。
③物語の構成
　養育者の語りの構成を以下の3つに分類して評価する。
  i）均整のとれた表象（balanced representation）　　養育者の表象はまとまり，一貫性があり，豊かで，感受性と受容性も高く，インタビューを終えた後，聞き手はその子とこの養育者―乳幼児のイメージがいきいきとまとまりをもって浮かぶ。
  ii）気持ちが入っていない表象（disengaged representation）　　この表象の特徴は，養育者が自分の乳幼児に心理的に入れ込んでいない点に特徴がある。この分類の表象には，全体に冷たい，あるいは陰性の情緒のトーンが覆っており，叙述の豊かさは低い。
  iii）歪んだ表象（distorted representation）　　いろいろなかたちで表象が歪んでおり，まとまり，一貫性が低いことがその特徴である。乳幼児や乳幼児と自分との関係に焦点を当てられないタイプ，混乱しているタイプ，乳児と自分の立場が逆転しているタイプ，あるいは乳幼児を自分の反映と強く認知しているタイプなどがある。

　この分類システムは，研究に使用されることが目的で作成されたものではあるが，臨床上も養育者の表象の特徴を把握・理解する際には有用である。
　最後の物語の構成の項でも明らかになるように，このインタビューの評価の眼目は養育者の話をうかがった後，どんなふうに面接者がその乳幼児，および乳幼児と養育者との関係をイメージできるかにかかっているといってよい。適応的な表象では，面接者はその子が「ああ，こんな子なんだろうな」と，その子に会っていなくとも豊かでまとまったイメージをいだける。また「この親子

はこんなふうに過ごしていて，こんなふうな関係なんだろうな」とも一貫した認知をもちえる。一方，矛盾があり一貫性が欠けていたり，内容の豊さが不十分であると，上記のような想像・イメージを結実できなくなってしまうのである。

3 全体の適応度についての評価

親子関係の包括的アセスメント・スケール（Parent-Infant Relationship Global Assessment Scale：以下 PIRGAS）

PIRGAS（DC：0-3R，2005）は，基本的理論モデルの全体を視野に入れて評価する。この評価法は，Zero to Three の診断マニュアルのなかで乳幼児と親の関係性の適応レベルを査定する尺度として取り上げられている（DC：0-3R，2005）。同診断マニュアルでは，PIRGAS は関係性の評価をする最終段階で，親子の関係性の適応レベルを 0 ～ 100 点で包括的にその適応レベルを評価することになっている。10 点ごとに名前が付されている（表 2-2）が，大きくは以下の 3 つのレベルに分けられる。

　81 ～ 100：適応的な関係性（Adapted Relationship）
　41 ～ 80：障害された関係性の様相（Features of a Disordered Relationship）
　0 ～ 40：関係性障害（Disordered Relationship）

表 2-2　PIRGAS の 10 点ごとの名称

点数	日本語名称	英語名称
91 ～ 100	よく適応している	Well Adapted
81 ～ 90	適応している	Adapted
71 ～ 80	混乱している	Perturbed
61 ～ 70	かなり混乱している	Significantly Perturbed
51 ～ 60	苦しんでいる	Distressed
41 ～ 60	妨げられた	Disturbed
31 ～ 40	障害された	Disordered
21 ～ 30	ひどく障害された	Severely Disordered
11 ～ 20	はなはだしく損傷された	Grossly Impaired
1 ～ 10	報告された虐待	Documented Maltreatment

としている。

　ここで1点記憶にとどめておかなければならないのは，公式に診断基準のなかに「関係性障害」と銘打っているものは，このDC：0-3RでPIRGASを用いて評価された場合のみであるという点である。関係性障害という概念を狭義に用いるには，この評価法で40点以下のものがそれであるとするのが適切であるかもしれない。

　さてこの評定法では，関係性のレベルは，「よく適応している」の91〜100から，「報告された虐待」の1〜10までに連続的な配分がなされている。たとえば91〜100の「よく適応している（Well Adapted）」という関係とは，以下のように示されている。すなわち「親子関係が非常によく機能している。相互に楽しく，長い苦痛を感じない。親子は新しい環境にも適応でき，日常生活でのストレスを親子が乗り越えるときに，葛藤がない。親子の関係性は，明らかにお互いの発達にとって成長促進的である」，こういった関係性は91点以上となる。61〜70の「かなり混乱している（Significantly Perturbed）」の関係性とは，「両者の関係はあるところでは損なわれているが，まだ大部分は適切であり，両者にとって満足のいくレベルのスコアとなる。親，乳幼児ともに苦痛や困難を1カ月かさらに少し体験するかもしれない。親子は彼らの関係性をよい方向にもっていこうと懸命に交渉しているようにみえるので，適応的な柔軟性をこのレベルの関係性は維持している。一方のパートナーは混乱のためストレスにさらされているかもしれないが，困っている関係性のパターンに対して全般的な心配をもっているわけではなく，それを予想できる範囲のものであり，生涯の関係性のなかでは比較的短い時期の困難であると考えている」。関係性障害の範囲に入る　31〜40レベルの関係性「障害された」とは，「とくに1人あるいは2人ともが苦痛に飲み込まれているときには，強固に固まった非適応的な相互交渉が，障害された関係性の目印となる。ほとんどの相互交渉が葛藤的である。著しい葛藤はない関係性が少しはあるが，にもかかわらず，その関係すら発達的にははなはだしく不適切である。子どもと親子関係の発達的過程は，ネガティブな影響を受けているように思える」というレベルである。1〜10「報告された虐待」のレベルは，「関係性は公式にネグレクト，身体的あるいは性的虐待と報告されており，関係性は子どもの身体と感情の発

達に悪影響をおよぼす」といったレベルである。

PIRGASの妥当性についての研究には，生後20カ月での自由遊びによるPIRGAS得点は，24カ月での母子の相互的な行動と子どもの内在化した症状の両方を予測できる（Aoki et al., 2002）という研究があり，徐々に検討が重ねられているところである（Thomas et al., 1998；Boris et al., 1998）。

われわれ相州乳幼児チームでは，たとえば構造化された養育者―乳幼児インターアクション評価法とWMCIとを終えた後，関係性適応度のレベルを議論し共有することにこのPIRGASを用いることが多い。たとえば「だいたいPIRGAS 30ぐらいかね」といったふうに共有し合えるし，チーム内で評定に乖離ができた場合，議論のよいきっかけとなる。

4　多元的・包括的評価

ここまで，関係性評価の実際について述べてきた。しかし当然ではあるが，乳幼児をもった家族の評価が，関係性の評価のみで終わるわけではない。多元的・包括的評価が必要である（AACAP official action, 1997；青木ら，2009，2011）。われわれのチームでは，Chichettiらのモデル（2000）を用いて，それを実施しているが，その点について記載するのは本書のテーマを超える。簡便にそれらを知るためにはわれわれの報告書（青木，2011）などを参照してもらいたい。実際関係性の評価は，それら多次元のなかの1つの次元として評価されるのである。

そして，これら多次元的・包括的評価が行われた後，最終的にその症例の定式化を行う。

つまり，種々の危険因子，保護因子，関係性の性質などをまとめ，その特定のケースが，現在の状態に陥った生活史的背景を含んだ理解とそのケースのStrength（強み）をまとめる。そしてそれをもとに，それ以降の治療計画が立てられる。

重症の例では，すべての次元の評価，および支援・治療がわれわれのチームのみで収まらない場合が多い。児童相談所，地域の親子支援にかかわる保健師さんたち，地域の福祉士，小児科の先生，保育士らとのネットワークで評価し

支援しなければならないケースである。それらのケースのなかで，虐待により分離されているような場合には上記の方々に加えて児童相談所の一時保護所の担当者，児童養護施設職員なども含め，多機関・多職種が多次元的・包括的評価を分担し，ミーティングを開き，まず評価の定式化を共有する。次に同評価にもとづいた多次元的な支援が各機関・職種に分担され，大きなチームとして，オーガナイズされたかたちでアプローチが行われる。その後も，定期的あるいは必要に応じてミーティングが開かれ，支援目標の達成の度合いや，困難について再評価と新しい支援の追加や支援法の変更について話し合いがもたれる。そのようなケースでは，児童相談所の担当職員が，多職種・多機関のチームをまとめる役割を果たすことが多い。

　ちなみにわれわれのチームが，関係性評価を中心に多元的・包括的評価を症例提示した報告が，厚生労働科学研究（2011）にあるので，興味のある方は参考にしてもらいたい。

　さてわれわれのチームでは，上述の関係性の評価をルーティンですべての症例で行っている。もちろんこの評価方法は，ゴールドスタンダードではないし，世界的な標準でもない。しかし，同評価法はチームがこれらを10年以上実践してきて，同評価法が臨床的に有用であることを確信している。同評価法は信頼性・妥当性がある程度得られている評価法であり，乳幼児精神保健の実践において，少なくとも母親の表象 M rep と母―乳幼児のインターアクションとを評価する必要性は，コンセンサスが得られている。幸いわれわれのチームは，ビデオモニターができる設備（ビデオカメラ2台がしつらえられたプレイルームとその隣のモニタリング・ルーム）を整え，幾人かのスタッフがおり，いくつかの大学院の学生や児童相談所からの研修生を受け入れているために，人手も足りている。

　しかし，児童相談所や比較的大きな医療機関などを除き，このような条件を整えている臨床現場はかならずしも多くないであろう。したがって上記の評価法を読んだ読者の方のなかには，「そんな大仰な評価をする設備も時間もない」ために，上記の方法は使い得ないと感じられる方もおられるのではないかと思う。そのように考えられる読者の方々に，以下の諸点をお伝えしておきたいと思う。

第一に，時間に関していえば，構造化されたインターアクション評価法とWMCIを施行するのに，それぞれ約1時間が必要である．来談される場合は，1回1時間を割き週一度来てもらえればこれら評価は2週間ですんでしまう．同評価法が有用な理由の1つは，比較的短時間で包括的に広範な領域の関係性を凝縮してとらえられる点にあるのである．

　第二に私が読者を説得したい点は，できるだけビデオ録画設備をつくる努力がわが国でも必要だということである．乳幼児は言語的発達の限界がある特殊な臨床群であるために，乳幼児の行動を含んだ乳幼児と親とのインターアクション：M act ↔ B act の観察の必要性が著しく高い．われわれのチームではしばしば幾度もビデオを再生し，あるいはスローモーションで見返したりして，これらの評価を行う．時には，チームで一緒に見て検討する．それを可能にするのが，ビデオ録画なのである．また以下に示す治療法の1つでは，親とともにインターアクションを見る技法がその治療法の中心となっている．備えつけの録画システムがなくとも，ハンディなデジタル録画機があれば，上に示したことが部分的には可能であろう．

　もしまたそれも不可能な場合でも，インターアクションの評価についていえば，臨床家あるいは支援者は，意図してあるいは自然な環境で，広範な領域の評価をすることがある程度可能であろう．たとえばあなたが，親のしつけ・限界設定—乳幼児の自己コントロール・協力の関係性の領域を評価したければ，セッションの終わりの片づけ場面に注目すればよい．あるいはアタッチメントの関係を観察・評価したければ，母親にお願いして部屋をしばらく出てもらい，しばらくして戻ってきてもらうという場面（分離・再会場面）を意図的につくって，両者の行動をよく観察することが可能であろう．加えてセッション中や家庭訪問の際に，乳幼児が転倒したり，壁に頭をぶつけたりしたとき（アタッチメント・システムの活性化）にとる子どもと母親の行動とを観察する機会を逃さないよう努力すれば，有益な情報が得られるであろう．また母親の乳幼児についての／乳幼児との関係についての表象をあなたが評価しようすれば，まず母親が自由に話す子どもについての物語に上記のような指標で耳を傾けることができる．さらには，意図的に「あなたの子どもの性格・パーソナリティについてあらわすことばを3つ教えてください」と聞き，母親の答えの後に，

それぞれのことばを説明する特定の出来事を最低1つ教えてもらうこともできる。そうすれば，その母親の子どもについての表象の一端が垣間みられるにちがいない。このような工夫をすることで，上に説明した関係性についての評価法を，種々の現場で応用することができるであろうと思う。

第3章
関係性に対する治療について

　さてここまで，乳幼児―養育者の関係性についてかなり詳しくみてきた。では，この関係性が非適応的な状態，それはPIRGASで，たとえば50以下などになっていた場合，どのように介入すればよいのであろうか？　実際，われわれ乳幼児専門外来を訪れるご家族は，そういったケースが多いのである。たとえば，ある母親は乳幼児の睡眠の問題を主訴として来院された。評価の結果，とくに睡眠時の関係性の問題が推測された。その問題とは寝かせつけ場面でのアタッチメントをめぐる問題であった――眠気は乳幼児にとってアタッチメント・システムの活性化因子であり，母親との接近を求めて泣くなどの行動をとる。その母親は寝かせつけ場面で焦燥感を感じ，抱くこともまったくせずに放置する行動をとっていた。その同じ問題となるテーマが他の場面（たとえば分離・再会場面）でもあらわれていた。こういった場合，その子の「睡眠障害」は，症状記載としても「寝かせつけ障害」といった関係性を考慮した記述が正確であろうし，問題となる関係性のテーマは，アタッチメントの問題が中心となることが推測される。さてこういった場合，どのような方法で，この母親と乳幼児を救えるのであろうか？

　関係性への介入には，多くの方法がある。基本的には関係性それ自体をよくしようとしているので，乳幼児―親（養育者）治療と呼ぶことができる。そして，その介入・治療の場には少なくとも問題となる乳幼児とその養育者，さらに治療者がいることが必要だ。グループ治療を行う方法もある。1例をあげれば，Circle of Security Program：CSP（Cooper et al., 2005）では，とくにアタッチメントの領域について乳幼児―親のインターアクションのビデ

オ録画を用いて，グループ治療を行っている。家族療法的なアプローチもまた考えられる（たとえばCorboz et al., 1993）。本書のこの項では，関係性治療の基本を紹介したいため，最小の単位の代表的な乳幼児―親治療について概念的に，まず説明しようと思う。その治療法とは，「相互交渉ガイダンス（Interaction Guidance）」（MacDonough, 1995, 2000）と「乳幼児―親精神・心理療法（Infant-Parent Psychotherapy）」である。乳幼児―親精神・心理療法については，2つの異なるグループのアプローチを概観したい。その1つは，ジュネーブのクラメール（Cramer）らのグループが開発した「表象志向的短期親―乳幼児精神・心理療法」（Stern, 1995；Cramer & Stern, 1988；Cramer, 1995）である。本書の目的の1つが，同療法についてより詳しく読者に解説することにあるため，この章の後半では，症例も提示しながら技法についてもその実際を示すつもりである。もう1つのアプローチは，サンフランシスコのリーバーマン（Lieberman）らのグループが行っている「乳幼児―親心理療法」（Lieberman, et al., 1991a, 2000, 2005）である。

1 代表的な治療の概念化

まず，スターンらの関係性のモデルをもう一度よくみていただきたい（図1-1）。関係性に歪みができているというのは，M rep, M act, B act, B repの4つの要素が相互に影響し合っているオープンなシステムである以上，これらそれぞれの要素が相互に影響し合いながら非適応的になっていることを示している。ではどうすれば，これらを適応的な方向に導けるのであろうか？　そして治療者の存在をどのように概念化することができるのだろうか？　この第二の点も，スターンのモデル（1995）を踏襲したい。

治療者は物理的には，これら治療の最小単位において同室で治療室にいる（図3-1）。そこでは治療者と母親の間には目に見え，耳に聞こえる相互交流的行動が治療法によりその程度が異なりこそすれ生じる。この事情は治療者と乳幼児の間でも同様である。そこで治療者の母親と乳幼児とへの相互交流的行動をTh actと符号化しよう。また治療者には，母親について，乳幼児について，および母子関係についての表象Th repが生まれる。さらに母親にも治療者に

第 3 章 | 関係性に対する治療について　47

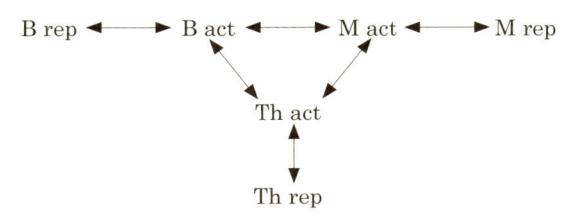

```
B rep ←→ B act ←→ M act ←→ M rep
            ↘    ↓    ↙
              Th act
                ↕
              Th rep
```

図3-1　治療者を含めたモデル(1)　(Stern, 1995より改変)

```
        B rep²              M rep²
          ↖                  ↗
B rep¹ ←→ B act ——→ M act ←→ M rep¹
            ↘        ↙
              Th act
                ↕
              Th rep
```

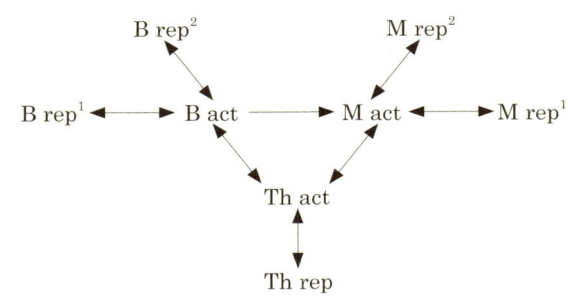

図3-2　治療者を含めたモデル(2)　(Stern, 1995より改変)

ついてのあるいは治療者との関係についての表象が生まれる。この表象は精神分析的な観点からすると転移とほぼ等価である。母親のもつ治療者についての表象を，乳幼児についての表象と区別するために，$M\ rep^2$ とする（図3-2）。乳幼児についての母親の表象は $M\ rep^1$ と表記し直そう。乳幼児も治療者についての/治療者との関係についての表象をもつので，これを $B\ rep^2$ とし，母親についての/母親との関係についての表象 $B\ rep^1$ と区別する。

　スターンは乳幼児―親治療のモデルを明確にするため，さらに2つの概念を提示している（1995）。すなわち，治療のターゲットと，介入の「入り口」（port of entry）という概念である。治療のターゲットとは，特定の治療法が1次的に変化をめざす関係性の要素であって，その治療法の理論的背景や患者群の性質によって，この要素が選ばれる。精神療法的なアプローチは，通常母親の表象をターゲットとしており，行動療法的なアプローチでは，母親の行動および乳幼児―母親のインターアクションを変えること，すなわちそれら要素を治療のターゲットとしている。一方，治療の「入口」とは，特定の要素から治

療のシステムに入っていく文字どおりの入り口であり,ターゲットに達する道の入り口なのだ。たとえば本書の後半で,詳しく技法について述べるつもりの表象志向的親―乳幼児精神療法では,その治療のターゲットも「入り口」もともに,母親の表象 M rep である。しかしここで明確にしておかなければならないのは,治療のターゲットと「入口」はかならずしも一致しないという点である。この点については,以下に示す治療法についての概説を読み進めていただければ,理解できるであろうと思う。

a 相互交渉ガイダンス (Interaction Guidance)

この治療法(図 3-3)は,ハイリスク(貧困,ひとり親,親の被虐待歴などが重なっている)の患者群に対して,マクドゥノウ(MacDonough)が開発した方法(2000)である。このアプローチの主なターゲットは,母親の相互交流的行動 M act である。そして治療の主な「入り口」は,母親の治療者に対する表象 $M\ rep^2$ と母親の相互交流的行動 M act とである。

彼女らがアプローチを試みている患者群の母親たちは,上述のように虐げられ,各種の保健機関からもその問題を指摘された体験をもち,社会的,経済的,教育的にも恵まれていない母親とその乳幼児である。また母親たちはこういった状況や体験と,生育歴から他者に対する基本的信頼感が希薄な母親たちが多い。後に概説するリーバーマンら(2000, 2005)が,乳幼児―親心理療法でア

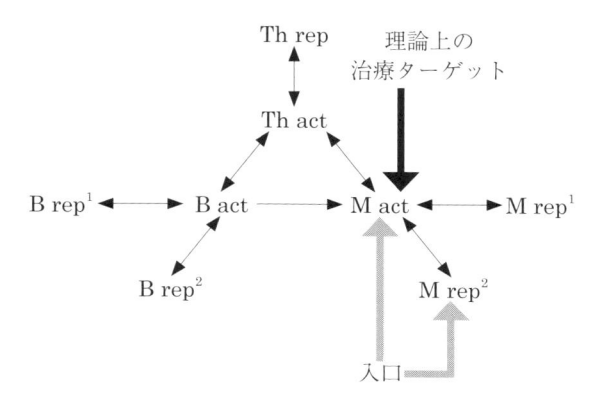

図 3-3 相互交渉ガイダンスの概念化 (Stern, 1995 より改変)

プローチしている患者群もほぼ同様の状況に置かれた家族たちである。いきおい治療の第一義的目標は，親に治療を受けてもらいそれを維持することとなり，陽性の治療同盟をつくることが最優先される。この目的に資するために，彼女らは，後に示す同療法特異的な技法以外にも，家庭訪問，心理教育や助言，現実的な援助，他機関との連携を行っている。これらは，リーバーマンとポウルらのグループも同様である。基本的には，ハイリスクの患者群にはこういったアプローチが必要かつ有効であり，わが国においても，虐待に関連した患者群には同様のことが行われていることが多い。

　さて，後に示すこの療法の特異的な技法においてもそれは実践されることになるが，相互交渉ガイダンスを行う治療者らは，患者を決して非難することなく上記のような現実的な支援を含めた強力なサポートを行い，治療を維持しようとするのである。このアプローチが，主要な治療の「入り口」を，母親の治療者に対する表象 $M\ rep^2$ としていることを示している。母親に支援の手を緩めず，非難することのない，有益な情報を与えてくれる人間（治療者）を体験してもらうことにより（$M\ rep^2$ の利用），治療の維持と進展をめざしているのである。

　しかし，この治療法が母親の表象を最重要の治療の「入口」の１つとしているとはいっても，治療者が変化をもたらそうと意図している関係性を構成する要素すなわち治療のターゲットは，母親の表象 $M\ rep^2$ ではない。この治療法のターゲットは母親の乳幼児に対する行動 $M\ act$ なのである。この目標を具現するために，上記の支持的・実際的なアプローチが行われるのである。そして，それと並行してマクドウノウは以下のような，この治療特異的な方法を行い，$M\ act$ を治療の「入り口」として，直接的にターゲットの変化を生来させようとする。

　相互交渉ガイダンスの特異的な方法は，治療の「入り口」自体を母親の乳幼児への行動 $M\ act$ として，親の行動とインターアクションを適応的な方向へガイドすることである。治療の中核的な手法のみ簡略に説明してみよう。治療が始まると，前回のセッション後の様子や課題の振り返りなどを行う。次にその乳幼児の月齢・年齢に適切なおもちゃで母子に自由に遊んでもらい，それを録画する（5分から10分）。その際，治療者はできるだけ親子が気にならない

ように，治療室の壁にくっついて観察している。そして，録画直後にその録画 DVD なり VHS テープを，治療者と親が一緒に見るのである。そうすることで，親と治療者は，つぶさにインターアクション（M act ↔ B act）を観察することができる。すなわち両者が得られる主な情報源は，ビデオ録画からのインターアクションである。そしてこの録画されたインターアクションを2人で見ながら，治療者には親と会話し，より適応的なインターアクションや親の行動をガイドすることが求められる。たとえるなら，あなたがゴルフのコーチに教えてもらうようなものである。コーチはハンディな録画機であなたのホームを撮る。その直後，その録画を再生しながらコーチとあなたは，あなたのスイングのよい点を確認し（コーチは惜しみなく褒めてくれる！），問題となるスイングについては一緒によりよいスイングに変えるべく話し合うことになる。もちろんコーチはよいアドバイスも与えてくれるであろうが，このコーチは権威的な態度を決してとらないのである。これと同じように，相互交渉ガイダンスにおいて，治療者が心がけなければならないのは，支持的・平等な態度をとること，できるだけインターアクション，あるいは親の相互交渉的行動についてポジティブなフィードバックを行うこと，インターアクションの問題点を患者から聞き，一緒に解決策を考えることなどである。

　このアプローチは，繰り返すが，ハイリスクの患者群のために開発されたものであり，親が心的葛藤について言語化する能力に限界がある症例や，親との治療的かかわりが困難なケースで，多くの場合関係性の歪みのレベルが重篤なケースに用いられることが多い。そういった親に対して，純粋な意味での精神療法的アプローチ（たとえば後に述べる，ジュネーブのクラメール（Cramer）らが行っている表象志向的アプローチ）は有効性が低いと考えられる。このような厳しい状況にいる患者群に治療者は上記のような態度でかかわることにより，育児に自信のない患者を支え・励まし，陽性の治療者―患者関係を培いながら，治療過程が進むように努力する。

　このアプローチは，わが国でもとくに家庭訪問も行っている保健師や親子支援をしている保育所の保育士などが，意図的あるいは無意識的にとっている方法の一部に近いと思う。保健師は，訪問の際母親が育児でうまくやれている部分を母親に励ますようにフィードバックしたり，それに対する子どもの陽性の

反応を,喜びとともに母親に伝えることはしばしばされるであろうと思う。この支援のやり方は,M act およびインターアクションへのアプローチであり,その支援態度も相互交渉ガイダンスに類似している。同アプローチを相互交渉ガイダンスでは構造化し,さらにビデオ録画を支援者がともに見るという手法を取り入れることにより,支援者は母親とよりわかりやすくその行動を共有し,より適応的な方向にガイドしやすい。であるので,保健師や保育士,あるいは心理士,精神科医がすでに行っている従来のやり方に,ハンディ・デジタル録画機を用いて親子とともにインターアクションを見る機会をつくってみることは,支援をより効果的にできるかもしれない。あるいは録画ができなくとも,相互交渉ガイダンスに類似したいつもの方法をより意識することにより,相互交渉ガイダンスで推奨されている態度や技法のある面を取り入れたり洗練させたり,他の技法を組み合わせたりすることもより容易になるかもしれない。

b 乳幼児―親精神・心理療法

乳幼児―親治療の代表的アプローチには,精神・心理療法的なものとして,乳幼児―親精神・心理療法がある。この技法では精神療法・心理療法がその理論的基盤となるために,親の表象を治療の主なターゲットとしている。2つの代表的グループが同治療を実践・研究している。両グループともに,力動的なアプローチを技法の中心の1つとして用いている点は類似しているが,その他の要素,すなわち,治療の「入り口」,治療対象の性質などが異なっている。

第一のグループは,リーバーマン率いるサンフランシスコグループである (Lieberman et al., 1991, 2000, 2005)(図3-4)。このグループは同治療の伝説的創始者であるフライベルク (Fraiberg, 1980) の直接の後継者たちである (Fraiberg et al., 1975)。彼女らの治療対象は虐待を含めた,いわゆるハイリスクの家族で乳幼児―親の関係性の病理としては重症の症例である。養育者の病理および乳幼児―養育者の関係性の歪みが重症なために,彼女らは養育者の表象への解釈を機軸にしながらも,とくに初期には養育者に対する支持的で具体的なサポート(たとえば訪問して一緒に食料品を買いにいくなど)を行い,信頼関係を少しずつ積み上げていく。この点は,相互交渉ダンスと対象の性質が似通っているために,いきおい同様のアプローチが行われている。つまり,ハイ

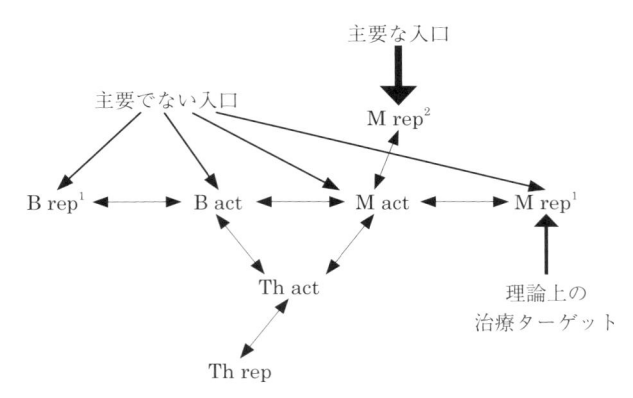

```
          主要な入口
              ↓
主要でない入口    M rep²
    ↓   ↘       ↑
  B rep¹ ↔ B act ↔ M act ↔ M rep¹
              ↘   ↕        ↑
               Th act    理論上の
                 ↕      治療ターゲット
               Th rep
```

図 3-4　リーバーマンらの乳幼児―親精神療法 （Stern, 1995 より改変）

リスクをかかえた基本的信頼感も希薄な母親たちに対して，まず支援を維持することが，第一の目標となる。そしてそのアプローチおよび治療過程全般をとおして，感受性があり実際的な支援もしてくれる治療者との関係を母親に体験してもらうことにより，信頼に足る安全なアタッチメント対象を母親の表象のなかに新生しようとこの治療はもくろんでいる。すなわち治療の「入り口」として，治療者―患者関係（Th act ↔ M act ↔ M rep²）をとおして母親の内的作業モデル（Internal Working Model：IWM）を修正（修正アタッチメント体験：Lieberman & Zeanah, 1999）をしようとするのである。一方，治療が進むにつれて，母親の行動にアドバイスをしたり（「入り口」としては M act），乳幼児の行動や乳幼児の表象（乳幼児の"気持ち"）についての解釈を養育者に伝えたり（B rep を M rep に投じる），世代間伝達について母親とともに探求したりする。すなわち，治療の「入り口」を M rep¹ とするわけである。このように同治療法では使いうる「入り口」を比較的自由に利用する。しかし，繰り返すが，彼女らが治療のターゲットとして，変化させたいと考えている要素はあくまで母親の表象 M rep である（図 3-4）。彼女らは多くの症例報告や実証的研究も行っており，その治療効果についてもエビデンスを示している（Lieberman, 1991b, Lieberman et al., 2005）。

　もう 1 つのグループは，クラメールを中心としたジュネーブのグループである（Cramer & Stern, 1988；Cramer, 1995, Stern, 1995）。彼らはいわゆる

中産階級の家族を治療対象として，乳幼児―親の関係性の病理として比較的軽症の症例を報告している。そのために彼らは，治療技法として比較的純粋に親の表象への明確化や解釈を行う，いわゆる"表象志向的乳幼児―親精神療法"の研究を行っている。親自身や関係性の病理が比較的軽症であるために，短期（10回前後のセッション）で終えることの可能な例も多いようである。この治療のターゲットは母親の表象であり，治療の「入り口」も母親の表象である。

本書では，まず表象の変化に焦点を当てた治療の基本を明確にするために，表象志向的乳幼児―親精神療法について，この後われわれの経験もふまえ，技法などについてまとめようと思う。

さて，関係性の改善をめざす2つの代表的な乳幼児―親治療について，概念的な側面を説明してきた。すでに述べたように，これら2つの技法の適応ケースは異なっているが，もし比較的軽症の群に，両者を施行してみた場合，効果に違いはあるのであろうか？　この問いに答えるべく行われた研究がある。クラメールとスターンらのグループ（Cramer & Stern, 1988；Stern, 1995, Cramer et al., 1990；Tissot et al., 1996）は，乳幼児の外来に訪れたケースを，ランダムにこの2つの治療に振り分けた。2つの治療とも，介入マニュアルをつくり，比較的短期の治療（最長10セッション）を行った。もちろん治療前・後に，M rep, M act ↔ B act, 子どもの問題行動などを彼らのやり方で測定した。さて，どちらの治療法がどの要素にどれぐらいの効果を与えたのであろうか？　その優劣は論じられるであろうか？　結果は，大まかにいえば，次のようなものであった。すなわちどちらの治療法も，どの要素も改善させており，どの要素の変化にも2つのアプローチで有意の差がみられなかったのである。とすれば，次のように推測できる，すなわち相互交渉ガイダンスではインターアクションが改善することが，親の表象の適応化をもたらし，乳幼児―親精神療法では，親の表象の適応化が，インターアクションの改善に寄与しているとの推測である。この推測こそまさに，スターンらの関係性についてのモデルの実証的な根拠となっているのである。さらにいえば，表象志向型親―乳幼児精神療法の公式の治療の「入り口」は，M repであるけれども，短期においても母親の治療者についての表象がリーバーマンらのグループの行う乳幼児―親心理療法程ではないにしろ，影響を及ぼしていないとは断定できまい。

2　乳幼児との遊戯療法

　さて，ここで読者のなかには治療者と乳幼児との遊戯療法についてその有効性について再び問いたい方もおられるかもしれない。この課題は，すでに第1章で検討ずみであるが，重要な課題であるために，もう一度簡単にふれておきたい。

　米国では治療者と乳幼児と2人での遊戯治療の報告はあまりない。その理由は，第一に乳幼児に表象の発達の限界があり（Cicchetti & Toth, 1995），第二に乳幼児個人を標的とした介入が乳幼児―親の関係性の改善について有効性が低いとの実証的検証（von IJzendoorn et al., 1995）があるからである。これらのことは，第1章で述べた関係性特異性と関連している。繰り返すと，1週間に1時間だけの遊戯療法から生まれる治療者との特異的な関係性は，その子の現在，および将来に大きなインパクトを与えるとは考えにくいのである。唯一の例外は，虐待や事故によって乳幼児に外傷後ストレス障害（PTSD）が発症したと考えられる場合である。この場合は，遊戯療法の適応と考えられている（Terr, 1988；Garnsbauer & Siegel, 1995；Scheeringa & Garnsbauer, 2000a）。乳幼児期においてもPTSDが診断可能であることが近年の研究でほぼ明らかとなっている（Scheeringa et al., 2000b, 2003, 2005, 2010；青木, 2004, 青木ら, 2010）。治療効果についてのエビデンスは不足しているものの，症例報告は欧米の文献で比較的多くみられる（Gaensbauer & Siegel, 1995；Scheeringa et al, 2007など）。われわれのチームも交通事故によりPTSDの診断がなされた3歳10カ月の男の子の治療を報告している（吉松ら, 2010）。虐待によるPTSDでなければ，遊戯療法ですら，養育者も加わる治療のかたちが望ましいことをわれわれは示唆したが，この考えは欧米の症例報告，治療論の流れに沿うものである。乳幼児期の場合はPTSDの発症や重症度に，養育者との関係性が重要な要素となるために（青木, 2005），その場に養育者が同席し遊びに加わるような方法が推奨されるのである。

3 その他のアプローチ

以下，いわゆる乳幼児―親治療や乳幼児の遊び治療には属さないものの，臨床上欠かせないアプローチを列挙する。それらは親への薬物療法，親族・夫婦関係へのアプローチ，家族療法的アプローチ，利用可能な資源（たとえば，地域の子育て支援センターや児童相談所）の情報提供と多機関連携などである。

4 治療の実際のかたち

すでに述べたように実際の臨床においては，これら個々の治療法を症例によって組み合わせて行う場合が多い。

たとえば，母子の関係性障害のレベルが軽症で母親が乳幼児との関係性について言語化の能力に富むと判断された場合，クラメール型の表象志向型乳幼児―親精神療法を治療の主軸にすえ，必要があれば母親への薬物療法を加えるのみですむ場合もあろう（青木ら，2003，2008）。一般的にいって，関係性の障害のレベルが重症になればなるほど，追加される治療オプションが増える。たとえば重症の虐待の例では，乳幼児―親治療としてインターアクション・ガイダンスとリーバーマン型の乳幼児―親精神療法を組み合わせ，それに加えて母親への薬物療法，両親の葛藤の調節を含んだ家族へのアプローチ，児童相談所や保育所を含めた地域の機関との連携を行う必要がある場合も多い。

当たり前のことではあるが，患者は改善を求めてわれわれの目の前にあらわれるのであって，治療者自身が好きな治療を受けようとして来談する例はまれである。治療者は，その患者にとってもっとも効果的と思える方法を模索する必要がある。もちろん，どの治療者もすべての治療法に精通しているというわけにはいくまい。できれば，それぞれ得意な治療法をもっているスタッフ陣が，治療チームを組んで患者を支援できることが望ましいと思う。

第4章 表象志向的親―乳幼児精神療法について

　第3章では，関係性に対する代表的な治療技法について，その概念化を示した。相互交渉ガイダンスは，相互交渉をその治療の「入り口」とし，ターゲットともするために，どちらかといえば行動にアプローチする色彩を帯びている。一方，乳幼児―親精神療法は親の表象を治療の主なターゲットとし「入り口」ともするために，精神療法・心理療法と呼ばれている。

　本書の目的の1つは，後者の治療方法とりわけ表象志向的親―乳幼児精神療法について，その技法をまとめ，症例提示を行うことにより，この治療法を解説することにある。そうすることによって乳幼児―親の関係性のダイナミズムの実際を示すことができるであろうし，乳幼児―親治療の実践をこの特定の方法をとおして，みてもらうこともできるであろう。またこの方法をすでに行っている，あるいはこれから行おうとしている，もしくは将来行うかもしれない読者に実践の参考にしてもらえれば幸いである。

　さて，この治療法について書き出す前に記しておかなければならないことがいくつかある。第一に，以下に記す治療のとくに技法的な側面については，私の個人の臨床経験から整理されたものであることだ。われわれのチームでは，クラメールらの症例についての論文や治療についての記載（Cramer, 1995）に加えて，リーバーマンらの治療法も参考に親―乳幼児精神・心理療法を行っている。しかし，とくに表象志向的親―乳幼児精神療法についてクラメールらは詳細な技法についての解説を報告していない。そのために私はこの治療を行うとき，自らの創意工夫に頼らざるをえなかった。この親―乳幼児治療技法の主要な背景は精神分析的なアプローチであり，同治療の技法も大まかには精神

分析的技法に準ずることになるため，クラメールらも詳細な技法についての解説を提供する必要を感じなかったのかもしれない。私自身は精神分析的なアプローチについての訓練を比較的長く，かつ集中的に受けた経験があり，実際この治療法には入りやすかった。

　一方，この治療形態は，精神分析的な個人治療とは大きく異なった以下のような側面を有している。すなわち乳幼児という言語の発達に大きな限界をもつ主人公が治療の場におり，この子と母親との関係性を行動面からも注意深く観察しなければならない。第二に，概念的説明ですでに記したように，乳幼児の治療者に対する行動に対していかに対処するかが求められる。母親の治療者に対する行動や表象（転移）についても，どのようなアプローチを行うかが問題となる（この点についてはクラメールらも少しふれている）。第三に治療のテーマは親子関係をめぐるテーマであり，治療者はそのテーマに焦点づけて比較的アクテイブに介入・質問しなければならない（この点は短期治療に類似するかもしれない）などの側面である。この形態の治療を私は 15 年ほど行ってきた。私の経験からとくに技法について以下にまとめて，同じように創意工夫されている方がたからは，意見をいただければ幸いである。また以下にまとめられたものが，それらの方々に少しでもお役に立てばうれしい。

　もちろん治療技法の枠組みや具体的方法を読んで頭に入れたからといって，治療がそれですべてうまくいくわけではない。精神療法が上達するには，そういった知識を基盤に，あるいは知識を自分流に応用しながら，治療をとおした訓練が必要なことはいうまでもない。

　もう 1 点明らかにすべきことは，この治療法は精神分析的な要素が核の 1 つとなっているために，いきおいある程度精神分析的精神療法の訓練を受けていないと，このかたちの親―乳幼児精神療法を行うのに困難が生じるかもしれないという点である。この種の訓練を受けておられない方で，同乳幼児―親治療を施行したいと思っておられる方々には，厳しい現実が待っているかもしれない。しかし，本書の読者諸氏は，訓練を自ら進んで受けられるであろう！

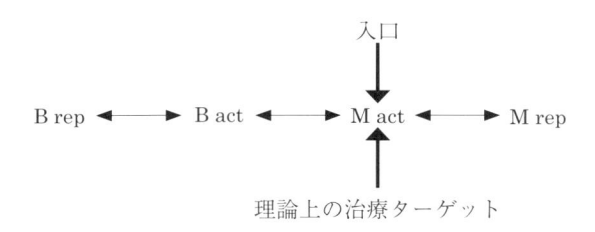

```
                           入口
                            ↓
B rep  ←→  B act  ←→  M act  ←→  M rep
                            ↑
                      理論上の治療ターゲット
```

図4-1　ジュネーブグループの表象志向的親―乳幼児精神療法
（Stern, 1995より改変）

1　治療の概念化と患者群の性質（適応）のレビュー

　もう一度，スターンの概念化したこの治療法を振り返っておこう。この治療法のターゲットは母親の表象 M act であり，「入り口」も同要素である（図4-1）。であるので，この治療では，母親の行動にアドバイスを与えたり，母親に極端な支持的行動や態度をとらないことが通例である。というのも，すでに記したように，この治療法が対象とする患者群は経済的に安定し，比較的高学歴で，母親は人格障害をもっていることは少なく，治療者への基本的信頼は形成されやすく，関係性の歪みのレベルも重度のものでない，そういった患者群なのである。そのために，治療を維持することすら困難な相互交渉ガイダンスやリーバーマンらの対象にアプローチする際のような，転移（M rep[2]）に対する極端な配慮とそのための種々の技法が必要ではない――しかし配慮そのものは必要であり，以下に示す技法，とくに「3　治療過程と技法」のa, bの項にはその点を説明している。上記のような性質をもち，加えて自分の内面を言語化する能力が比較的ある（精神療法適応ともちろん重なる）母親が基本的には適応となる。

2　この治療法の理論的背景

　この治療は，すでに記したように，もっとも精神分析的方法に忠実な，あるいは比較的純粋な乳幼児治療への精神分析的方法の応用と考えられている。そ

のため治療者は治療の「入り口」（母親の表象）から関係性というシステムに介入するとき，明確化や解釈など精神分析一流の方法を用い，母親の表象をターゲットとしてその適応化をめざすのである。われわれのチームでは，乳幼児の発達についての新しい知見やアタッチメント理論なども取り入れてこの方法を行っているし，ジュネーブのグループも同じであろうと思う。また，従来の精神分析的手法が重点をあまり置いてこなかった行動の観察が，この治療の一翼であることも繰り返しになるが強調しておきたい。

3 治療過程と技法

a 治療前評価のフィードバックと治療法の提示

われわれのチームでは，すでに記したような関係性の評価を含む包括的・総合的評価を終えると，1セッションをフィードバックの回にすることを常としている。そのセッションではまず母親，できれば両親にこれら包括的評価を伝え，質問を受ける。評価の伝え方は治療的に重要であり，かつケースバイケースである。フィードバックについて詳細を検討するのは，この書の範囲を超えてしまう。われわれが心がけていることを以下，短く書き加えておきたい。

- まず患者がわかるように専門用語を避けて丁寧にフィードバックすること
- 養育について母親の適応的な面をかならず伝えること
- 問題となっている面についても基本的に正直に話すが，患者を非難するようなかたちに極力しないよう伝えること（実際そういう心的態度はこちら側にはほぼないのであるが，母親たちのなかには，被害的あるいは自分をすべて否定されたようにとってしまう方もいる）
- これら評価ですべてがわかるわけではなく1つの仮説であり（とくにうまくいっていない点がどういった原因からきているかについてのわれわれの仮説の説明），治療を続けて初めて多くのことを母親と治療者とで見つけていくこと

などを伝える。

そして，これら評価により，上述のような表象志向的親—乳幼児精神療法適応と考えられた母子にこの治療法を提案する。その際，この治療法についてご

く簡単に説明する。すなわち，子どもと同席で行うことが治療の原動力となること，子どもの行動や気持ち，母親自身の両親への気持ちなどを母親に話してもらう方法であること，などである。フィードバックセッションでは，母親のその時点での症状や子どもとの関係の推移の聴き取りや，場合によっては薬物療法の変更なども行うために，おおよそ1時間のセッションが通常必要となる。

b 第1回治療におけるインストラクション

第1回のセッションでは，もう一度やや詳しくこの治療法について母親に以下の諸点を説明し告げる。すなわち，

- 治療者と母親と子どもと3人でこの部屋で治療を行うこと
- 父親が参加したいと思われる場合，あるいはそれを母親や治療者が希望する場合，それは治療を促進する可能性があるので，母親も同意すれば参加してもらいたいこと
- 治療中，子どもの月齢・年齢に合ったおもちゃを用意し，自由に遊んでもらってよいこと
- 母親には治療者と話はしてもらうけれども，自由に子どもにかかわってもらってよいこと
- 治療の目的は，母親が困っている子どもの行動（たとえば，言うことを聞かない）や母親自身の子どもに対する感情で困難を感じていること（たとえば，「かわいいと思えない」）などの解決をめざすこと
- その方法として，母親の心のなかに気づいていない子どもとの葛藤的な気持ちや感情・認知があり，それを治療者と共同で探していくため，話し合いをすること
- またその葛藤がしばしば母親の両親との葛藤から生まれているので，子どもの話だけでなく母親の両親の話も両者で話し合うこと

などを伝える。この際，ケースによっては簡単な世代間伝達についての心理教育を行うこともある。こういった説明をした後，母親に何か質問がないかを聞き，その後すぐに治療が始まる。

a，bに記したように，比較的丁寧に評価を伝え，さらに治療の方法を説明

することは，医療的観点からすれば当然なされるべきことであると思う。しかし，精神分析的方法を踏襲しているにもかかわらず，われわれは（他のチームは異なるかもしれない）どうしてこの方法を選んだのであろうか。

　精神分析的治療，なかんずく精神分析プロパーについては，こまごまとした説明はせず，自由連想に入るのが古典的には王道であろう。そうできるのは第一に，精神分析が扱う対象が神経症圏の患者群が多かったため，前述に記したように基本的な信頼を治療者（分析家）に向けるのが容易であるためでもあろう。一方，そういった患者群に精神分析では，一種ストレスをかけるという側面がある。「では自由に話してください」と簡単な説明の後に言われ，寝椅子に横になり，治療者の顔を見ることができずに自由連想することは，多くの患者にとって人生初めての体験である。治療当初はとくに自分だけが話し，相手（分析家）は相づちを打つ程度で，ほとんど答えないことも多い。このような設定は患者にストレスを与えて退行を容易にしてしまう。実際精神分析の治療セッティングはそれを意図した面がある。こうして患者は，治療外での対人関係（とくに両親との関係やその患者にとって重要な他者との関係）についての葛藤が活性化しやすく，さらに治療者との転移を発展することが容易になり，それらが治療の素材となるのである。

　一方，われわれのチームが行う表象志向的親―乳幼児精神療法は，精神分析的技法を比較的純粋に踏襲しているにもかかわらず，上述のように親に丁寧な説明をし，治療の目標やそのメカニズムもある程度提示する。あえて精神分析プロパーから離れたこの方法を行うのは，母親との陽性の転移の維持（陽性の関係の維持）をめざし，葛藤的な転移を発展させることを避けているためである。相互交渉ガイダンスやリーバーマンたちが対象にしているハイリスクの群に行っていることと同様のことを，志しているわけである。

　その理由は，2つある。第一には，これら表象志向的親―乳幼児精神療法の対象者たる母親もまた，スターンのいわゆる「母性のコンステレーション（motherhood constellation）」(Stern, 1995) にあり，「援助基盤のテーマ（supporting matrix theme）」が強力に活性化していると考えられるためである。われわれは，どのような治療技法を選択したとしても，母親に余分なストレスを与えぬよう，あるいはより積極的にストレスを軽減するように努めている。

ここで，スターンが提案し，乳幼児精神保健の世界で比較的広く受け入れられている「母性のコンステレーション」という概念について，ごく簡単に解説しておく。というのも，本書で今後も幾度かこの母親の心性についての概念を用いるからである。スターンは，乳幼児を産み育てている母親にはこの時期特異的で健全な心的編成（心理的なまとまりをもった変化の状態）が起こると考えている。彼は4つのテーマと自身の母親（乳幼児の祖母）─母親としての母親自身─赤ちゃん，という3つの説話（母性の3部作）が活性化して，母性のコンステレーションを形成するとしている。4つのテーマとは，「生命─成長テーマ（life-growth theme）」「基本的関係性のテーマ（primary relatedness theme）」「援助基盤テーマ」「アイデンティティ再編のテーマ（identity reorganization theme）」である。「生命─成長テーマ」とは，母親が乳幼児の生命と成長を維持しようとするテーマであり，「基本的関係性のテーマ」とは，母親が乳幼児と情緒的にしっかりとかかわり乳幼児の感情・社会的成長を維持しようとするテーマである。「援助基盤テーマ」とは，育児をする自分自身に対する保護的で良好な支援のネットワークをつくり，それを許容し，受容し，調節しようとする欲求に関連しているテーマであり，「アイデンティティの再編のテーマ」とは，母親自身が「生命─成長」「基本的関係性」「援助基盤形成」のテーマを受け入れて子育てを促進する方向へ自分のアイデンティティ（同一性）を変容させることができるかというテーマである。

　さて話を戻そう。われわれのチームが母子に出会っている時期，母親が援助基盤のテーマを展開しているということを忘れるべきではない。とくに第一，第二のテーマ，すなわち乳幼児に対して「生命─成長テーマ」「基本的関係性のテーマ」を果たすべく母親はまわりに支持的な環境をつくり，それを受容・調節しようと欲求することが正常な心の動きであり，それがうまくいかないと育児自体に困難を生じやすいと考えられる。援助基盤テーマの具体的な事象としては，里帰り出産であったり，夫やママ友のサポートであったりする。そして，育児に困難を感じ苦悶（くもん）してわれわれを尋ねてくる母親も同テーマにかかわる健全な欲求をもっているのであり，われわれが援助基盤の一翼を担う必要がある。そうであるので，われわれのチームでは，母親に意図的にストレスを与える方法をとることはせず，専門家として彼女らの支えになるように今起きて

いることを丁寧に伝え，これからの治療法について明確に示すアプローチを選択しているのである。

　評価のフィードバックセッションや治療第1回目に，丁寧な説明を行う第二の理由は，治療を長引かせ，混乱させないためである。毎日24時間の子どもとの濃厚な対人関係のなかで，母親は自身に内在する葛藤を十分に発展させている（スターンのいう母性の3部作）。その母親と乳幼児を支援するのに，わざわざ治療者との葛藤を起こす状況をつくるのは時間の浪費であり，母子関係の改善という治療を遅らせるだけである。乳幼児という著しく成長速度の速い治療対象をもっているわれわれが，そういった回り道をして乳幼児により非適応的な環境を維持し，病理の強固さを助長することは慎むべきであろう。この点は重要なので，「7　治療の速度」でもう一度詳しく述べるつもりである。

c　治療の大枠

　さてより詳細な治療技法などについて話をする前に，治療者がこの治療で概念上どのような役割を果たすかを以前に提示したよりも詳細にみておきたい。これはまたスターンの概念化に筆者が改変を加えたものである（Cramer et al., 1995; Stern, 1995）（図4-2）。

　治療者は終局的には母親とともに Interacted Theme（相互交渉にあらわれたテーマ）を追求する。治療者は，母親から子どもとの関係について話を聞き，

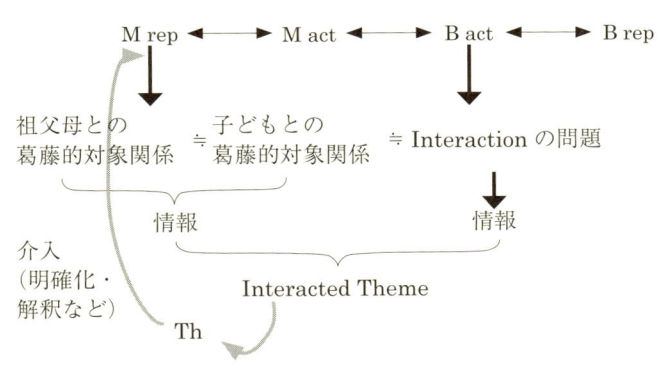

図4-2　表象志向的親—乳幼児精神療法のやや詳細な概念化
（Stern, 1995 より改変）

そこから子どもとの内的葛藤のテーマをいくつか母親とともに探索する。また治療者は，母から母親自身の両親（乳幼児の祖父母）との関係について聞いて話し合い，祖父母との葛藤のテーマをいくつか見つけ出そうとする。さらに治療者は，治療前のインターアクションの評価を参考にしながら，同室にいる乳幼児と母親のインターアクションを注意深く観察し（この際，ビデオ録画しておくと，セッション後にレビューすることができ，治療内での観察を補うことができる），インターアクション上の問題をいくつかリストアップする。そして治療者は，これら3つの領域（内的表象の2つの領域すなわち子どもとの内的関係と祖父母との内的関係と，目に見え耳に聞こえるインターアクションの領域）における葛藤のテーマのなかで，3つの領域をつなぐほぼ同一のテーマを母親と探りだそうとする。そのテーマが Interacted Theme であり，関係性を歪ましているテーマなのだ。換言すると，母親の内的葛藤のテーマのなかで，特定の祖父母との葛藤のテーマが，子どもとの内的葛藤のテーマとなり，それが行動レベルであるインターアクションにもあらわれたテーマが Interacted Theme なのである。このテーマを明確にすべく，治療者は母親に明確化や解釈を伝え，母親とともに同テーマを探究し共有しようとする。こうすることで，母親の表象において同テーマの"消化"が進み，その結果母親の相互交渉的行動 M act が適応化し，インターアクションは改善する。interaciton の改善は，乳幼児の表象の適応化を促す。こうした過程を通して関係性全体が改善することをめざす。

4 より具体的技法——治療中の母親の連想（お話）の動きと治療者の介入

a 乳幼児についての連想と親の過去の対象関係（とくに親自身の親との対象関係）についての連想とを行きつ戻りつするように促す技法

個人に対する精神分析的精神療法の場合，患者の連想の場は3つ存在する。すなわち，治療外での対象（対人）関係，過去の対象関係（とりわけ親との対象関係），治療者との関係（転移の場）である（Menninger, 1959）。乳幼児—

```
                        「振る」
   過去（とくに祖父母との）  ─────────▶  乳幼児との
     葛藤的対象関係       ◀─────────    葛藤的対象関係
```

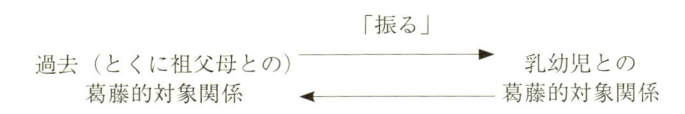

図4-3　表象志向的親─乳幼児精神療法における「振る」技法

　親精神・心理療法（とくに表象志向的乳幼児―親精神療法）では，すでに述べたように治療者との関係（転移）についての連想を発展させることを積極的に避け（Cramer, 1995），陽性の転移の維持を心がける。したがって乳幼児―親心理療法では，治療者は母親の表象において，以下2つの連想の場に焦点を絞り親の連想を促すこととなる。すなわち，現在の対人関係でもっとも重要でそのことを主訴として来談した乳幼児との関係の場と，親の過去の対象関係（とくに祖父母との関係）の場という2つの連想の場である。この治療では，親との過去の対象関係についての葛藤が，乳幼児―親の関係を歪ませている重要な要因の1つであると考えられており（世代間伝達），この介入の焦点となる葛藤のテーマが，すなわちInteracted Themeとなる。つまり治療者がこの2つの場の連想を行きつ戻りつすることを親に促す技法を用いることによって，Interacted Themeが明確化され，消化されると考えられる。そのためにこそ，治療前の説明は上記のように行われる。治療の場で話し合われる過程は，より具体的には治療者が乳幼児についてあるいは育児の状況について連想を促し，乳幼児との葛藤的関係のテーマを積極的に明確化しようとする。その途上（あるいは母親と探求している途上）で，母親の連想は否認・抑圧に会って滞る。その時点で，親自身の過去の対象関係に同じようなテーマがないかと親に連想を促すのである。連想の1つの場（乳幼児との関係）からもう1つの場（親自身の親との関係）へと母親の連想を移す技法を，ここでは「振る」という用語であらわしたい（図4-3）。この「振る」技法には，母親の表象については2つの方向がある。すなわち現在の乳幼児との関係についての連想から，過去の祖父母との対象関係へと「振る」方向と，逆の方向に連想を「振る」方向の2つである。

b　セッション内でのインターアクションを治療者が親とともにその場で探求する

すでに述べたが，治療者は治療中に展開する母子のインターアクションを観察し，その問題のリストを頭に置く。そしてこれらが比較的明確になってきた時点で（あるいは治療初期の場合，その途上でもよいが），その特定のインターアクションが起こったときに，母親にまずインターアクションについて質問して，母親とともにその問題を明確化していく。そうして明確になっていくインターアクションの問題と上に記した表象上のテーマを照らし合わせる。このように表象上のテーマとインターアクションのテーマは双方向，あるいは並行して探求され，それらが一致するものを母親と見つけ出す過程が治療そのものとなる。インターアクションの問題を探求するより具体的な治療者の作業は，治療内で治療者が気づいた（時には母親が話題として持ち出してくれる。たとえば「いつもこの子はこんなふうなんです！」等）インターアクションについて，子どもの行動，母親の行動，子どもの気持ち・感情（表象），母親の気持ち・感情（表象）について母親に質問していく作業である。こうすることにより，表象上の葛藤のテーマをHere and Nowでインターアクションを用いて母親と共有することは，母親へのインパクトが強く，治療を前に進めるよい機会となる。この技法から，次に母親の過去の対象関係や治療外での母子関係に「振る」ことも可能である。

またこの技法は，次のようなかたちの変法を可能にする。すなわち，セッション内に起こったインターアクションをその同じセッションで，あるいは過去のセッションのインターアクションを，ビデオ再生を用いて治療者と母親と

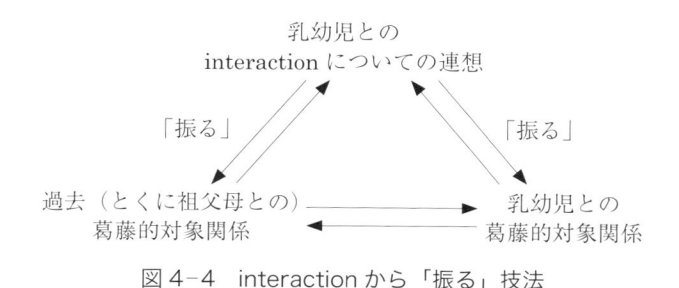

図4-4　interactionから「振る」技法

が一緒に見るという技法である。この手法は，治療者が母子の相互交流的行動を母親と共有するという点は相互交渉ガイダンスに類似する。しかし，治療者が行動そのものをガイドしない点と，それら行動に影響を与えている表象に焦点を当て，治療システムに入って行くことが相互交渉ガイダンスと異なっている。より具体的には，録画されたインターアクションをその場で母親と話し合う同じ方法を用いる。すなわち，子どもの行動，母親の行動，子どもの気持ち（表象），母親の気持ち（表象）について母親に質問し明確化していく。この技法においても，その話し合いから，治療者は母親の過去の対象関係や治療外での母子関係に「振る」ことができる（図4-4）。

　a，bをみてくると母親の連想の場は，①過去の対象関係，②子どもとの対象関係，③子どもとのインターアクションについての連想，という3つの場であることがわかる。精神分析的な治療法における治療者への転移が，乳幼児―親治療ではインターアクションに置き換えられるようなかたちとなっている。a，bをまとめると，これら3つの連想の場を，治療者はInteracted Themeを母親と探求すべく，タイミングよく1つの場から他の場に「振る」技法を用いることとなる（図4-3，4-4）。

c 乳幼児の気持ち（表象について）について明確化を進める技法
――乳幼児の気持ちについて親に尋ねることから，乳幼児の気持ちを解釈するまでにいたる技法

　この技法は，すでに述べたaとbの技法のなかに含まれる技法である。ここであえてこの技法を取り上げ強調するのは，治療機序の一部を説明できるためと，母親への心理教育的面というここまで記してきた技法の性質と異なる側面をもっているためである。

　親はあるテーマをめぐる親自身の欲動・感情・不安や防衛（それは発達的には自分の親に向かっていたそれら）を否認したり抑圧したりしているために，同一のテーマをめぐる乳幼児の「気持ち」を「わかっていない」あるいは「わかってはいるけれど，受け入れられない」。乳幼児―親精神療法の目的の1つは，親が乳幼児の気持ちを「受け入れ」「わかる」ことにある。というのも，その目的が果たされることで，親は乳幼児に対して適応的な養育行動をとるこ

とが可能となり，乳幼児との関係性はそこから適応化すると考えられるからである。治療者が，親に乳幼児の気持ちについて尋ねることから，乳幼児の気持ちを解釈することにいたる技法が重要なのはそのためである。

より具体的な技法として第一に，親に対して直接に乳幼児の気持ちを尋ねるという技法がある。この質問によって親がどの程度またどのように乳幼児の気持ちについて認知し受け入れているかをアセスメントすることができる。またこの技法の意義の1つは，幾度もこういった質問を繰り返すことにより親が乳幼児の気持ちを思いやる習慣をつけるという心理教育的側面も指摘できよう。この質問からスタートし，明確化，解釈にまで進んでいく。

d 「今どう感じるか？」と問う技法

この技法は，かならずしも親―乳幼児精神療法に特異的に用いられるわけではなく（前述の方法も個人精神療法に応用可能ではある），精神分析的な治療で通常用いられるはずの技法である。ここであえてこの技法を取り上げるのは，親―乳幼児治療を行っていると，この方法を用いる状況が頻繁に起こるためである。

親―乳幼児精神療法の過程で，とくに過去の対象関係が話題となった際，しばしば以下のような状況が繰り広げられる。たとえば母親に祖母との関係を聞いていった場合，母親が次のように報告したとしよう。すなわち「私が遊ぼうと母親に寄っていったときに，『うっとおしいからあっちに行ってなさい』と母親によく言われました。私は大体は母親と遊ばず1人でテレビを見たり，人形遊びをしていました」と。そして治療者が「『うっとおしいからあっちに行ってなさい』と言われたとき，どういう気持ちや感情がわきましたか？」と尋ねる。すると，治療初期には「小さいときのことで覚えていません」，あるいは「別にこれと言って何も思いませんし，感じません」という答えが返ってくることが多い。

母親がそう答える理由にはいくつかの可能性がある。

まず，実際に2歳程度にそういったエピソードが起こっていたとすれば，少なくともその当時の感情を言語的に記憶し維持することに限界がある可能性がある。

第二の可能性は，自分の母親に遊ぼうと接近していた当初は，いろいろな感情を持ち感じてもいたが（それは非言語的なものであろう），拒否されるインターアクションが慢性化することにより子どもだったころの母親は，ネガティブな感情を回避する方略（アタッチメント理論が概念化した方略で，アタッチメント動因が満たされないときにとる乳幼児の方略の1つをいう（Ainsworth, 1978）。たとえば，TVや1人遊びという外的な物理的世界に心理的にも身体的にも集中することにより，アタッチメント対象に接近することで起こる陰性の状況――母親からの拒否とそれにともなう陰性の情緒の発生――に対処するやり方）を身につけ，実際感情がわからなくなってしまったという可能性である。アタッチメント理論では，その乳幼児の対処法は母親との関係に適応するためにとられた方法であるために，防衛とは呼ばずに乳幼児期には「適応的な方略」であるとされる。
　第三に起こりうることは，現在もいろいろな感情を抱いてはいるものの，抑圧・否認しているとの可能性である。実際治療時点でも，祖母との関係が現実的に持続されていることも多く，そのような可能性も十分に考えられる。
　また第二と第三の現象は，両方が起こっている――すなわち過去には方略であったものが，抑圧や否認という防衛に発展したという観点もあるであろう。さて，これらの可能性のどれが妥当かを検討することは，それ自体大きな課題である。症例によっても異なるであろうが，人間の心のあり方を考えるうえでも重要な疑問の1つがここにもある。古い議論を思い起こすと，過去における無意識（Past unconscious）と現在における無意識的過去（Unconscious past）の議論もこの課題に関連している（Sandler & Sandler, 1987；Wallerstein, 1988；Aguayo, 2011）。上記の母親の例を用いて考えると，母親のPast unconsciousとは，回避的方略をつくり上げた過程であり（ある人は母親への接近欲求の抑圧過程と説明しようとするかもしれない），Unconscious pastとは，過去の出来事をめぐる対象関係の一部（とくにこの場合情動）が現在も意識されず抑圧あるいは否認されていることとなろう。
　いずれにせよ，この母親の定型的反応に対する治療者のアプローチとして，次のような質問をすることは治療的に意義がある。実際，私もしばしば母親にこの質問をする。それは，「そうですね，それは忘れておられるかもしれませんし，思い出したくないのかもしれませんが，現在その状況を想像して思い出

してみたら，どのように感じますか？」との質問である。そして，その質問の後に，より焦点を当てた「今ここで，あなたのお母さんについてどういう気持ち・感情をもちますか？」「今，小さいころのご自分を想像してみて，どんな気持ちをもちますか？」などの質問が続くことが通常である。もちろん，この質問にも多くの母親が「今もとくに何も感じません」と答える。前述の可能性のなかで，単に感情の記憶が言語的にない場合も，あるいはその後祖母以外の他者との関係で，このインターアクションにまつわる葛藤が解決に向かっていないかぎり，小さなときにかたちづくられた方略は今も健在であることが多いであろうし，もしまた現在否認・抑圧しているとしても同じ反応が予想されるためである。

　それにもかかわらず，私はこの質問には治療的意義があると思う。その理由は以下のようなものである。

　第一に，そういった気持ちを今現在，治療者と母親が一緒に探求していくという治療構造を両者が共有しやすく，私好みの治療同盟を築いていきやすい。もちろん，私が母親より気づいていることが少し多く，情緒的に患者を支えるのは私の役割である。しかし母親にとっても，基本的には2人して共同で同じ目標に向かって作業していると意識してもらえることは，そういった体験の少なかったであろう母親にとって，それ自体治療的でありうるし，治療同盟をつくる基盤を提供できる。

　第二に，第一の要素と部分的には重なるが，治療者の今ここでの存在（支持）のもと，母親はその感情に向き合いやすい。もちろんこの要素は過去の時点での気持ちを尋ねた際にも同じ要素が働くであろう。しかし，現在どう感じるかということを現在そこにいる治療者と探求することは，過去に誰も母親を支えてくれなかった状況と異なることを際立たせる。この治療状況は，母親が真実に迫る勇気を与える。

　第三に，患者はその過去の状況をやや距離をもって眺めることになり，「普通なら，かくかくしかじかの感情が起こっておかしくない」と感じることができる可能性がある。そうすることで，隠された感情により近づきやすくなるであろう。

5 転移についての取り扱い

　母親の治療者への転移については，すでに幾度か述べてきた。この療法における転移の扱いの基本は，陽性転移の維持である。治療者は援助基盤の一翼を担う。したがって普通の人間関係で起こる手助けは積極的に行い（たとえば，子どもを連れて治療に来られている母親の荷物を治療室まで運ぶ），育児に対する情報についての質問には適切に答える（もちろんその質問が Interacted Theme に関係している場合，情報提供のみで終えることはぜず，そのテーマを探求する），治療者個人に対する質問にも問題のない範囲で答える，などの態度である。また，関係性の改善がみられた場合，私は積極的にポジティブなフィードバックを行うことにしている。

　ここに述べた治療者の態度は，少なくとも部分的には治療の進展に直接貢献できる可能性がある。この側面がよりハイリスクの母親群へのアプローチの重要な治療要因となっているが，比較的機能の高い人格レベルの母親群に対しても，程度の差こそあれ同様に機能するであろう。

　そしてすでに記したが，母親と共同で作業に当たるという態度を維持する。たとえば，私は治療中「われわれ」ということばをしばしば使うようにしている。実例をあげれば，「『われわれ』が今まで話し合って，かくかくしかじかのテーマを共有してきましたよね。今ここでも同じテーマにわれわれはぶつかっているように思うのですが」などと伝える。この方法は，かならずしも乳幼児―親治療のときのみに私がとっている方法ではないが，陽性転移の維持を意図しているこの治療の際には，頻繁に用いる方法である。

　さて，この治療法における転移について考える際，避けてとおれない課題がある。陰性の転移が進展してしまった場合，どのように対応するのかという課題である。同治療法では，繰り返し述べたように陽性転移の維持がめざされ，それが成功しやすい対象（神経症圏の方々で，重篤な人格障害をもっていない方々）を適応としている。しかし，そのもくろみが常にうまくいくとはかぎらない。臨床においては，そういった切り分けが常にうまくいくというわけではないのである。境界人格構造をもった母親もこの治療に導入することはある

し，治療を始めて当初評価していたより重篤な人格の病理をもっていたことが判明することもある。あるいは神経症圏の人ですら，治療者のアプローチにもよるが，陰性の転移を発展させることもある。

　その場合——つまり陰性の転移が生じ，治療の抵抗となっている場合，われわれがとっている原則は，その陰性転移を扱うという方針である。扱う方法は，症例によってさまざまである。しかし，まず考慮すべきことは，治療のセッティングが母親に過度に苦痛を与え，それが治療者への現実的な陰性の感情を招いてはいまいかと配慮することである。そう判断した場合は，治療のセッティングの変更を第一に行われなければならない。たとえば，乳幼児，母親，治療者3人での治療を行っていたとしよう。母親は，約1時間乳幼児との葛藤にさらされながら，治療者とも話をしなければならない。その葛藤が程度を超えて強いと，母親は治療に来ること自体が苦痛となり，治療者を自分（母親）に負荷を与える対象ととらえ，到底治療者を援助基盤の一員とは感じられまい。母親がうつ状態にある場合などは，とくにそのような状況となる。

　母親がうつ状態であるときは，その状況を母親への質問も含め明確にして，場合によっては苦痛を与えていたことを治療者として謝罪した後，以下いくつかの治療構造の選択肢を提案し，母親と合意を得る。まず治療者も子どもと遊びさらに母親との話も行うという方法。次の方法は，子どもと遊ぶ共同治療者を導入する方法。最後の技法は，何回かに一度，子どもを連れてきてもらってビデオ録画し，他のセッションでは母親1人で来院してその際録画したビデオを見ながらの治療とする方法である。この方法は，そこに乳幼児がいることが治療の原動力となるこの治療の特徴を奪うという側面がある。しかし子どもを連れて来院すること自体に著しい困難を感じている母親には，毎回子どもが同席できる程度の改善が生じるまで，この方法を用いることが適切な場合が多いように思える。

　さて，上に記したような努力が行われ，現実的には支持的環境として治療のセッティングが提供されているにもかかわらず，陰性の転移を母親が治療者に発展させた場合はどうすればよいのであろうか？　実際，人格障害圏の母親が治療の早期に治療者への陰性の感情をあらわにする場合もある。こういった場合は，相互交渉ガイダンスやリーバーマンらの治療対象と近似してくるために，

まず彼女らのアプローチを応用・導入する。たとえば，どのような治療形体を母親が希望しているのかを聞き，その形態が治療的に大きなマイナスでなければ，その形態に変えてよいかもしれない。あるいは，心理教育的なアプローチを行い，こういった治療を行うと嫌な気持ちになることはよくあることであり，そのことを表明してもらいよかったと伝えるなどの方法である。それらすべての方法が機能しないなら，最後の方法として陰性の転移について母親と話し合い，場合によってはそれを解釈する必要があろう。その場合も，この治療特異的ではないがほどよく共感的でいられる力が治療者に求められる。治療者のなかに母親を非難して攻撃しようとする逆転移が程度を超えて生じたままで治療者が転移を扱おうとすれば，母親はその治療者の元を去るか，あるいは病的関係の維持のため居座り，治療は膠着し進展に向かわない可能性が増してしまう。

　これらすべての方法を用いても転移が治療抵抗として働き，母子関係の探求に向かえない場合（もちろんその転移が母子関係のInteracted Themeと関係している可能性はあるが，転移を扱うことが中心となっている状況では，かならずしも親―乳幼児精神療法が機能しているとはいいがたい）もある。その場合は，治療者から母親との個人精神療法を自分（同治療者）と行い，同時に別の治療者と乳幼児―母治療の技法を変えて，たとえば相互交渉ガイダンスにして行うことを提案するアプローチもありうる。

6　乳幼児に対する治療者の態度

　この表象志向的乳幼児―親精神療法における治療者の乳幼児に対する基本的態度は，最低限の交流のみ維持しようとする姿勢である。より具体的には，治療が始まる際と終わる際にあいさつをするが（どの月齢の子にも），セッションが始まれば治療者から行動としても，情緒的にも積極的にも，乳幼児にかかわることをしない。子どもの側からかかわってきた場合は，最低限の反応を行う。たとえば，目の前に来て微笑みかけられれば笑顔を返し，ボールを転がしてくれば転がし返す程度の反応を行う。セッション中の治療者の主な行動は，親の方向に顔を向け，親と話し合う行動である。治療者は折にふれ，母子の相互交流および子どもの行動に直截に目を向け，そうしないときも相互交流には注

意を保っている。治療者が一貫してこのような態度をとっていると，乳幼児は（ハイハイやよちよち歩きができる子どもでも），治療者が反応の少ないあまりおもしろくない人（！）であることを悟り，それ以上あまりかかわろうとしなくなることがほとんどである。こうして，Th act ↔ B act は最小限に維持される。

　通常，乳幼児は「可愛く，魅力的」なために，治療者がこのような態度を維持することに困難を感じることも多い。さらには母親への姿勢と対照的なこういった態度を，治療者自身が冷淡に感じて治療的でないと解釈してしまうこともあるかもしれない。しかし，以下に示すいくつかの理由から，この治療技法において治療者は意図的に上記の基本的態度を維持するのである（すでに一部は記述している）。

　まず第一の理由は，治療者と乳幼児の関係を深めると，治療内での対象関係を複雑化してしまうために，乳幼児―親の関係性がよりとらえにくくなるからである。治療者は，乳幼児の行動や表象という「入り口」（Th rep ↔ Th act ↔ B act ↔ B rep）から生じる母子の関係性への治療者自身の影響を，最小限にしようと意図している。しかし，そこに治療者がいる以上，純粋な母子関係が存在するわけはない。図3-1が示すように，治療場面には常に三角関係が存在していることを治療者は認識していなくてはならない。たとえば，治療初期には，子どもの多くは治療者をあまり見知らぬ人として，警戒するであろう――アタッチメント・システムが活性化しているのである。また治療者が白衣を着ている場合などは，注射器や舌圧子を持ち出してくる小児科医と認知し，とても怖がる子もいる。「場所」についても，プレイルームはなじみのない場所であり，治療の最初期には警戒感がみられることが多い。このように治療当初は，母子が家にいて通常の生活しているより，子どものアタッチメント・システムが活性化していることが多い。こういった状況を配慮して，治療者は母子の関係性を評価すべきである。セッションが数を重ねれば，プレイルームは家にはないおもちゃがある楽しい場所ともなりうるかもしれない。少し大きな子では，母親が治療者との話に没頭し，自分に関心を向けてくれないと感じ，しがみついて母親に話し続けるかもしれない。母親の側に治療者が与える影響についても，ケースによりさまざまである。とくに治療当初は治療者の目にさ

らされているので(ビデオで撮られていることもある),母親は自信のない養育に過敏になるかもしれない。こういった気持ちがあると,母親は自分のできる最高レベルの養育を懸命に示そうとするかもしれない。陽性の転移が発展・維持されれば,治療者に情緒的に支えられて,母親は子どもとかかわれる場を得るであろう。この場合も,治療内・外で母子関係の適応度のレベルが異なる可能性はある。

　乳幼児に対して治療者がかかわりを少なくする第二の理由は,治療者の乳幼児への直接のかかわりが治療を進展さすことに,かならずしも寄与しないためである。第1章の関係性特異性という乳幼児期の行動特性を思い出してもらいたい。週1回1時間治療者と乳幼児が「よい」関係をつくろうとする治療的試みが,乳幼児の社会・感情的問題の改善にもっとも効果が少ないとの実証的研究が示されている。もちろん母親により適応的な養育行動をモデリングしてもらうことを意図していれば,その治療戦略には意味がある。しかし,表象志向的親—乳幼児精神療法においては,治療者はモデリングを治療機序に用いようとしていない。かえって治療者の乳幼児に対する積極的なかかわりは,治療的にはマイナスの要因となると考えられる。

　さて,治療者と母親との関係においても常に陽性の転移が維持できるわけではないことはすでに述べた。上に記した乳幼児に対する基本的態度も,次のような状況ではそれを維持することが治療として不適切となる。たとえば,子どもが積極的に治療者にかかわってくる場合,子どもに多動傾向が強く乱暴・危険な行動が頻繁にみられる場合,治療者が子どもとあまりかかわらないためセッション内での母親の負担が多すぎると判断された場合,などである。これらのどの場合も,すでに示した以下3つの選択肢からその症例に合った,あるいは治療者の力量や経験にあった方法を選ぶことが肝要である。すなわち,子どもと遊ぶ共同治療者の導入,治療者も子どもに積極的にかかわる方法,子どもとの同席セッションを減らして母親と治療者のみでビデオ録画されたものを検討するセッションを増やす方法,の3つである。

7　治療の速度

　表象志向的乳幼児―親精神療法の治療速度は速いとの実感を私はもっている。その速さについての実証的研究は見当たらないため，この仮説の妥当性は実証的レベルでは確実なものではない。しかし，広く乳幼児―親治療全般について，同じ方向を支持する意見を多くの臨床家がもっているように思う。この印象の漠然とした内容は，母親の苦悶・症状，子どもとの関係性の悪さ，子どもの母親といるときの問題行動などが，親―乳幼児治療では何か一般的な精神療法をやっているときに比較して速くよくなる，といった内容である。より正確により限定的にいえば，同程度の精神病理および症状をもった女性が，母親として母子治療を受けた場合と，単身で治療を受けた場合（あるいは乳幼児期を過ぎた子どもをもっている女性個人として治療を受けた場合）とでは，比較すると前者の女性（母親）のほうが，病理および症状の改善の速度が速いという印象を多くの専門家がもっているのである。この速さは，精神・心理療法を専門とする精神科医や心理士に大きな報酬となる。大人の治療にも携わっている専門家にとってはとくにそうである。

　ではもし速度が速いとして，どうしてそうなるのだろうか？　この疑問は，乳幼児―親治療の本質，とくに表象志向的親―乳幼児治療の治療メカニズムと密接に関連した問題であり，ここで検討するに足る課題であるので，少し考えてみよう。

　スターン流にこの質問に答えるならば，母親はこの時期，大きな変化への条件（母性のコンステレーション）が整っているからだということになるであろう。すでに紹介したように女性はこの時期特異的な心の布置（母性のコンステレーション）にあり，大きな変化の層にいる。それだからこそ，適切な手助けがあれば速い変化が招来できる。しかし，こう書いただけでは，読者の方に内容が伝わるまい。そこで治療の速度について，このスターンの考えに対する私流の解釈と，それに加えて私個人の考えをいくつか以下に述べよう。

　この課題を検討する前提として確認しておきたい点がある。すなわち乳幼児にとっても母親にとっても，乳幼児―親という人間関係は人生のうちでもっと

も濃密な対人関係であるという点である（もちろん母親は自分の母親と20年以上前にその体験をもっていることが多い）。通常，母親は約3歳までは1日ほぼ24時間子どもに付きっきりで，授乳し，お風呂に入れ，泣きやませ，おむつを代え，遊び，しつけし，一緒に寝る（時に起こされる！）などの多大な負担をともなう育児をし，毎日子どもと心理的・物理的に密着して生活するのである。この質的・量的に濃厚な対人関係は，大きな報酬を両者にもたらすであろう。一方，母親にとってはそれまで解決されてこなかった葛藤のうち，とくに自身の母親（乳幼児の祖母）とのそれが著しく活性化する。スターンのいう母親自身の母親の説話，母親としての母親自身の説話，自分の赤ちゃんに関する説話という挿話の3部作がその物語を語り出し，フライベルクのいう「子ども部屋のお化け」が程度の差こそあれあらわれることとなる。この現象自体は異常なものではなく，すべての母親に起こることであろうし，一般的にはこの時期の女性が新しいアイデンティティ統合に向かうための条件ともなる現象なのである（スターンのいうアイデンティティ再編のテーマ）。

　表象志向的親―乳幼児精神療法適応の母親群は，人格の機能レベルが比較的高い神経症圏の人が多い。少し単純化していうならば，そういった人々ですら自身の母親との残された葛藤が著しく活性化するために苦悶・疲弊していき，そのうち一部の母親がわれわれの外来を訪れるわけである。乳幼児を育児している母親は，われわれの目の前にあらわれた時点で，すでに濃厚な対人関係をもつわが子に強烈な広義の転移を起こしている。その結果，母親の防衛は非力にさせられ，子どもとの葛藤がもろに表に出ているのである。そもそもこれら母親群は，比較的柔軟な自我の力をもっている。しかし今や，その自我機能は「お化け」に翻弄され弱体化し，葛藤に対する防衛は不十分にしか効いておらず（といっても，その姿ははっきりみえることが多い），不安や動因もほぼ露出している。つまり外科的用語を用いていえば，われわれの目の前にすでに「術野」が開かれた状態で，母子があらわれることになる。精神療法の治療的観点からみれば，術野を開く長い過程を省略できるという意味で，ある種の理想的な状況である。

　たとえば，育児の時期でない母親がわれわれのもとにあらわれるとしよう。その女性はある面では同種の状況には陥っている。上司や夫との関係に苦しみ，

今まで抑圧，否認していた葛藤が活性化している。一般的には，上司や夫との対人関係は，自分の乳幼児との関係性より濃厚さのレベルが低く，防衛はより堅固に保たれていることが多い。そこで分析的な精神療法では，各種の技法を用いながら，それと並行して治療者への転移をゆっくりと発展させる。精神分析では退行的状況をつくるために週4回，最短でも4時間は会う。そのようにして治療者は，防衛を長時間かけて薄皮を剝ぐように除いていき，不安や欲動を患者とともに探索する。

　一方，われわれを訪れる乳幼児を育児している母親に対しては，そういった治療上の手続きを一気に省略できる。時間の著しい短縮化が可能なのである。乳幼児に対する母親の"転移"の文脈に，すでに葛藤は露呈されており，わざわざ治療者への転移を発展させる必要はまったくないし，そうすることは治療者の援助基盤の機能の重要性からそもそもすべきことではない。さらにありがたいことに，治療者は転移―逆転移に巻き込まれることを避けることができ，目の前に広がる術野に集中して，母親と共同作業を行えばよい。加えて幸いなことに，この治療の対象群はすでに指摘しているように比較的柔軟で健全な自我の力をもっている人が多く，治療同盟は結びやすい。そこで"洞察"が進めば，乳幼児との関係性のなかで「退行」させられた彼女らは，一気に進展に転じる可能性をもっている。

　治療の進展速度に寄与する要素は，強力なものがまだほかにも最低2つはある。第一に母親自身のもつこの時期特有の心的布置（スターンのいう母性のコンステレーション）があげられよう。その布置において，母親は生物学的にも文化的要請からも，子どもを身体的にも社会・感情的にも健全に成長させようという強い動因をもっている。スターンのいわゆる生命―成長のテーマ（life-growth theme）と基本的関係性のテーマ（primary relatedness theme）がその動因を支えている。これらの動因は，関係性改善のための強い原動力となる。

　第二に，そしてもっとも重要な要素の1つは，乳幼児の発達する力である。乳幼児期は，胎児期を除けば人生のなかでもっとも身体的発達，社会・感情的発達の速度が速い時期であり，乳幼児個人には生物学的に方向づけられた強力で柔軟な成長への力がある。その成長は養育者との関係性のなかではぐくまれ

る。われわれの目の前にあらわれた乳幼児は母親との関係性のなかで，もがき混乱していることが多い（もちろん静かにみえる場合もある）。しかし，ひとたび環境が変わり，養育者の児への対応（M act）が適応的な方向に向くと，乳幼児の行動も大きく適応的な方向に向かうことがしばしばある。この急激な変化は母親に（そしてしばしば治療者に）強いインパクトを与える。この乳幼児の強力な成長への力が，乳幼児―親治療の大きな駆動力となる。

8　乳幼児チーム

　さて，症例について書き始める前に，われわれの乳幼児チームについて，治療対象の患者群を含めて簡単に紹介したいと思う。そうすることで，われわれのチームの活動のなかで，表象志向的乳幼児―親精神療法の占める位置を明確にすることができると思う。

　あつぎ心療クリニック附属の相州乳幼児家族心療センターは，乳幼児のための専門の精神科外来クリニックである。われわれのチームのスタッフは現在，私を含めた3人の精神科医（1人は常勤で2人はパートである），1人の常勤心理士と2人のパートの心理士，1人のパートのソーシャルワーカーからなっている。治療の対象年齢は，原則0～3歳までであるが，近年前学齢期の子どもであれば受けることも多い。

　対象患者群の特徴として，発達障害に焦点を当てられていない点がある。われわれのセンターは，脳波検査を備えておらず，療育プログラムももっていない。またわれわれのセンターの周辺地区には，発達障害を診ることのできる比較的多くの先進的専門機関がある。これらの状況から，われわれはいわゆる社会・感情的問題を持った乳幼児を対象として絞り治療にあたっている。来院の経路については，最近では近隣の専門機関から紹介され，来院する人が多い。専門機関とは，地域の子育て支援の機関の保健師の方々，児童相談所，医療機関，保健所などである。

　患者たちが来院する主訴――子どもについての親からの訴え（月齢15カ月の女の子が1人でわれわれのところに訪れることはないので）は，睡眠の問題，「言うことを聞かない」こと，かんしゃく，乱暴，摂食の問題などである。また親

自身の育児ストレスを主訴に来院される人も多い。たとえば，「あまりかわいく思えない」「しつけがうまくできずイライラする」などのいわゆる育児困難から，虐待・ネグレクトにいたる訴えなどがある。産後抑うつのために，育児困難を感じて来る人もいる。また出産前，あるいは結婚前から患者として通院されており（たとえば境界型人格障害の人など），出産して育児にストレスを感じてわれわれのチームがかかわるケースもある。

　さらに特殊な例としては，地方政府との契約により，評価を依頼される場合もある。神奈川県，横浜市，川崎市，相模原市の児童相談所がその業務の一部をわれわれのチームにアウトソーシングしている。そのほとんどのケースは，虐待により分離されて再統合を計画されている症例である。児童相談所が当該ケースについての総合的評価の一部とするために，乳幼児—虐待者の関係性の評価，虐待者の精神医学的・心理学的評価，乳幼児の心的外傷後ストレス障害（PTSD）についての評価，などが依頼される。この場合，県や市が医療費をわれわれに支払うため，養育者には経済的負担はかからない。もちろんそのような構造であるために，われわれのチームは評価を児童相談所に報告し，ほとんどの場合，同評価を児童相談所と議論し，児童相談所からの依頼されれば養育者にわれわれが直接フィードバックする。

　こういった特殊なケースも含め，どのご家族にも，われわれのチームは初診・評価・治療のすべてを1回1時間弱を費やして面接する。WMCIを行う場合は，状況が許せば1時間から2時間をかける場合もある。基本的には乳幼児—養育者治療であるために，親の同意のもとカルテは2者用意して治療を行う。2011年9月現在で1セッション2,100円の予約料をいただいている。しかし経済的に困窮されている場合には，予約料は免除される。乳幼児自身には自費分はほとんどの場合かからず，養育者も自立支援法などを利用する人もあり，家族への経済的負担はさほど高くない。同臨床活動を行えるのは，われわれの法人がこのアプローチへの支持・理解が基盤があるためである。チームがハイリスクで経済的困窮をされているケースにもアプローチすることとしており，上記の料金体系を採用しているために，かならずしも採算部門とはなっていないのである。

　このようなわれわれの活動を紹介して読者は理解されるであろうが，以下に

提示するケースは，われわれの症例群のなかの一部で，軽症例の家族である（最近はわれわれチームを訪れる家族で軽症例が減少している）。

6 症例

　表象志向的親—乳幼児精神療法の症例提示をするには，すでに述べたがいくつかの目的がある。第一の目的は，前述した技法の実際を例示するためである。実際治療・支援にかかわっておられる方々——精神科医，心理士，保健師，福祉士などの方々の参考になればと願う。第二の目的は，治療・支援に直接かかわってはおられない人々にも，以下に示す乳幼児精神保健において重要ないくつかの現象の実際を示しうると考えるためである。すなわち，1つの介入方法としてこういった治療が行われていること，母子関係のダイナミズムの実際，関係性が改善するとはどのようなことなのか，"世代間伝達"は実際どのようにあらわれるのか，などについてである。

　さて，この後症例を紹介するが，その記載の仕方についても簡単に述べておこうと思う。私は，できるかぎり治療場面で私の頭に浮かんでいたこと，意図したことを書き加えようと思う。治療の現場で私がどのように感じ，上記の技法のどれを選択しているのかを，読者がともにたどれるように記載したい。読者個々が特定の治療状況で，私と異なった関係性の理解をもたれるかもしれない。また読者個々が「自分であれば著者と違ってこう介入する」との意見をもたれるかもしれない。それは大いに結構なことである。以下に示す症例は，比較的治療の前進が明確なために，私の介入も比較的うまくいったと確信はしているが，異なったアプローチもありえよう。私が読者に伝えたいのは，上記の治療技法に沿って私が母親と「子ども部屋のお化け」を探究している様子である。これら技法について，あるいはまた症例の理解について，読者の思索が活性化して，新しい工夫や，理解が生まれれば，どこかで私に教えてもらいたいと思う。

　前置きが長くなった。では3家族との治療についてこれからご紹介する。

　以下，すべての事例で現病歴および母親の生活歴その他はプライバシー保護のため一部変更されている。また母親の発言は「　」で，治療者の発言は

a　Aちゃん（初診時月齢8カ月）と母親Bさん（20代後半）

　この症例では，主にInteracted Themeの同定の過程，それにともなう2つの技法，乳幼児の気持ち（表象について）について明確化を進める技法と，乳幼児についての連想と親の過去の対象関係（とくに親自身の親との対象関係）についての連想とを行きつ戻りつするように促す技法，の実際を示しうると思う。以下3例すべてで，世代間伝達の出現する様子を読者は把握することができるであろう。

(1)　主訴と現病歴

　　母親Bさんの主訴は，憂うつ，不安と「Aちゃんを殺してしまうのではないか」との強迫観念であった。Aちゃんの妊娠・出産は軽度の不安はあったものの，大きな問題は感じなかったという。出産後BさんはAちゃんを「あまり可愛いいとは思えなかった」が，夫の助けもあって何とか育てていた。

　　しかしAちゃんが生後3カ月頃から，抑うつ気分，意欲の低下とともに，『Aちゃんを殺してしまうのではないか』との考えに取り憑かれるようになった。これらの症状が徐々に悪化し，Aちゃんが月齢7カ月のある日，Bさんは指でAちゃんの両方の鼻の穴を塞いでしまった。一瞬でBさんは指を離したが恐ろしくなり，その数日後にわれわれの外来に受診した。

　　少量の抗うつ薬を開始し，アセスメントを進めたがその結果，乳幼児―親心理療法を導入することを母親に提案し，同意が得られたため週1回，1回約50分のセッションが始まった。面接室にはAちゃんの年齢相応なおもちゃが4つ置かれてあり，Aちゃん，Bさんとセラピスト（以下Th）が同席して治療が行われた。またビデオ録画することとビデオ録画のシステムをBさんと父親に説明し，文章で同意をとった後ビデオ録画を行った。また母親には〈子どもと自由にかかわってください〉と教示し，〈育児や子どものことについて自由に話してください，あなた自身の親御さんについても私からお聞きすることもあると思います〉と伝えて治療が開始された。なお父母の関係は安定していたこととセラピーの焦点が母親BさんとAちゃんの関

係に絞られたために，乳幼児―親心理療法開始後は，父親は同席していない。
(2) 治療経過
　第1回から第3回で，母親は自分の母親に過去につらいことがあったことを話しても無視されることが多かったとの連想を少しずつ話していった。第3回で母親は1枚のメモをThに渡した。その内容は「母にあまり甘えていなかった。それで，自分でがんばってきた。もっと甘えたほうがよかったのかもしれない。多分母は2歳下の弟とかを看るのに，忙しすぎたのかもしれない」「母は，私を愛してなかったのかな？」というものであった。さてThは母親Bさんの「甘え」をめぐる連想を追いながら，AちゃんとBさんの目に見え，耳に聞こえる相互交渉・インターアクションを観察した。その結果，相互交渉上の問題が2, 3観察されたが，ここではその1つを取り上げる。その相互交渉の特徴的問題とは，次に述べるとおり，Bさん側の非適応的な行動特性であった。
　治療中にほぼ決まってBさんはAちゃんのためにミルクをつくり授乳した。BさんはAちゃんをおもちゃが置いてある部屋の中央に置いて，壁に沿って隅に配置された机の上で壁のほうを向いてミルクを黙々とつくった。外来の面接室はAちゃんにはまだなれない場所であり，母親が3メートルほどは離れてしまうためであろう，Aちゃんは泣いて母親のほうに這っていくことが多かった。このAちゃんの行動はアタッチメント行動（このケースの治療で使われたことばとしては「甘える」行動）である。知らない場所で，Thという知らない人がおり，母親から距離が離れるといった少なくとも3つのアタッチメントの活性化因子により，Aちゃんのアタッチメント・システムは活性化し（不安になり），母親との距離を詰める行動，すなわちアタッチメント行動（この場合，泣いて母親を呼ぶ，積極的にBさんの方向に這う）を示したものと考えられる（アタッチメントについては第2部を参照されたい）。しかしBさんはそれにまったく反応せず，壁の方を向いたままでひと言も声をかけない。そしてAちゃんが母親のもとに這ってたどり着き，後ろからBさんの脚にしがみついてつかまり立ちしても，Bさんはしばらく Aちゃんを無視している。
　しかし1分ほどして，BさんもついにAちゃんのほうを振り向いて見

下ろし,「来ちゃダメ,こっちにいなさい」と平板なトーンでつぶやき,Aちゃんを物のように抱き上げるとまた部屋中央に持っていって置く。Aちゃんは激しく泣き続けるが,母親はまた黙々と壁のほうを見たままミルクをつくり始めた。Aちゃんが示すアタッチメント行動に対するBさんの感受性の低さは明らかであった。Aちゃんはセッションの6,7回では,同じ授乳用意の場面で,あきらめたように部屋中央でひたすらおもちゃで遊ぶようになっていた。治療者は,Aちゃんが治療室に慣れてきたことを差し引いても,母親への接近をあきらめ回避的方略(おもちゃに注意を集中し,アタッチメントにともなう感情を感じないようにする方略)を確立しつつあることに危機意識を感じた。第8回のセッションまでに母親は7回授乳を行ったが,この母親の行動パターンはまったく同一であった。

　さて第7回までのセッションでも,乳幼児についての連想と親の過去の対象関係(とくに親自身の親との対象関係)についての連想とを行きつ戻りつするように促す技法と,乳幼児の気持ち(表象について)について明確化を進める技法が用いられ,Thと母親Bさんは,「甘え」をめぐるテーマが世代間伝達しているテーマであろうことを大まかにはとらえ始めていた。この点について洞察が進んだ第8回セッションを以下に詳しく述べて,Thの用いた技法を読者の方につぶさにみていただきたい。

　第8回セッションでBさんは,乳幼児との日常の治療外での関係を治療者から促さなくとも話し始めた。それは最近自宅であった,次のようなエピソードである。

　Bさんが台所で皿を洗っていると,居間でテレビを見ていたAちゃんが「どういうわけか」自分のほうに這ってきて,後ろからBさんの脚にしがみつきつかまり立ちしたとの連想である。身体を動かすとAちゃんが倒れるかもしれないと思い,Bさんは皿を洗う手を止めたが,ずっとそうしていると片づけが進まないので,振り向いてAちゃんを抱きあげ居間に連れて行って,おもちゃで遊ばせたという。

　この台所でのAちゃん―Bさんの関係は,それまでのセッションで観察されたミルクをつくるときのBさんの行動と同一であることを治療者は認識した。そこでThは〈Aちゃんはどうしてあなたのほうに這ってくるのか

な? Aちゃんはどういう気持ちなんでしょう?〉とAちゃんの気持ちについての質問という技法を選択して尋ねた。Bさんは「……わかりません,なぜか来ます……」と答えた。この質問によって,BさんがAちゃんのアタッチメント行動の基礎にある甘えたい欲求にほとんど気づいていないことは明らかであった。この感受性の低さがBさん自身のアタッチメント・甘えに対する葛藤に起因すると推測された。Thはまた,Bさんが第5回セッションであるエッセイについて連想していたことを思い出した。その女性エッセイストは,自身が母親にしっかり抱きかかえられたことがないので,自分の子どもをどのように抱いてよいかがわからないと描いていたという。

　そこでThは,次のように介入した。〈<u>Aちゃんは居間に独りでいるとあなたに甘えたくなって(Aちゃんの気持ちの解釈)</u>,あなたのところに這ってくるんじゃないかな。でもあなたは固まってしまいますよね。この間,あなたが母親にあまり甘えなかったと話してらっしゃいますが,あなた自身が甘えることに対して葛藤があって,あなたは意識してないけれども,Aちゃんがあなたに甘えてくるとどうしてよいかわからないじゃないかな。ちょうど少し前にあなたが話されていた,エッセイストのように,あなた自身も母親との関係で同じような葛藤があると思うのですが(ここまでは,かなりまとまったかたちで,母親の表象に対する世代間伝達の文脈での解釈を行った)。<u>何かそういったことから,あなたの過去のことで連想することはありますか?</u>(と過去の対象関係に"振った"。BさんのAちゃんについての気持ちを聞くことはこの時点で選択しなかった。このセッションを含めてこれまでそのアプローチでは行き詰まっていたことと,過去の対象関係についても解釈を行ったことによる)〉。このときAちゃんは,Bさんの膝の上で眠っていた。

　BさんはThの介入の後,真剣な表情になって黙って考え始めた。そして「先生,私と母親の関係は希薄だったんでしょうか?」とThに尋ねた。Thが〈あなたはどう思いますか?〉と質問すると,次のような興味深い連想を続けた。「……私は母親の顔の記憶がないんです……,父親の顔はよく覚えているんですが……」。その後Bさんは,小さい頃よく父親が晩酌をするとき膝の上に座っていたことと,その状況でみた父親の顔について豊かに連想した。たとえば顔の骨格がしっかりしていたこと,色白であったこと,眉が

濃かったことなどである。そしてもう一度，「……母親の顔が思い出せないんです……腰から下は覚えています……」と語った。Thが〈腰から下ということで，何か連想することはありますか？〉と尋ねると，Bさんは以下のように答えた。「……その頃の私の目の高さだと思うんですが……，母が私を幼稚園に迎えにきたとき……そのときも，母親の顔が思い出せません……グリーンのスカートを母ははいていた。それは思い出せます。私は母親にくっついてはいたと思うんですが。多分弟をおんぶしてたんじゃないかと……」。Thは，過去の幼稚園の場面はまさに再会場面であり，朝から母親と離れていたBさんのアタッチメント・システムが活性化し，「甘えたい」気落ちが高まる状況であることを考え，〈それを思い出してどんな気持ちですか？〉と尋ねると，Bさんは「別に……」とやはり甘えの感情の受け入れの困難さを示す反応をした。

　Thは幼稚園でBさんが感じていたその気持ちは，台所でAちゃんが感じていた気持ち，そしてそれは面接室でBさんがミルクをつくっているときにAちゃんが感じている気持ちと同じであること，そしてこのテーマがInteracted Themeであることを確信して，次のように介入した。〈あなたはそのとき，お母さんに抱き上げてもらって顔を見せてもらえなかったのでしょうね。それは先ほどあなたが話された，Aちゃんが台所に這ってきてあなたに後ろからつかまっているときのAちゃんの状況ととても似ていますね。Aちゃんはあなたの後ろにくっついていて，あなたは壁の側を向いている。それでAちゃんはあなたの腰から下しか見えず，顔が見えない。そして抱き上げられることもない。あなたは意識していないけれども，父親とは対照的に，母親に抱き上げられず，顔を見せてもらえなかった。そういったことに対して気持ちが固まっちゃうから，Aちゃんが同じことをしてきたときにどうしてよいのかわからないんでしょうね〉。

　この介入に対してBさんはさらに深刻な表情になって考え込んだ。そして1分ほどの沈黙の後，「……先生は，母親が意地悪だと思いますか」と連想した。Thが〈あなた自身はどう思います？〉と聞くと，Bさんは「……別に意地悪だとは思いません……，先生はどう思いますか？」とさらに質問した。Thが〈あなたが母親に対して，『意地悪だ』と感じても，自然だと思

います。母親はあなたを抱き上げてくれず顔を見せてくれない。そしてあなたはじっと我慢してこられたわけでしょうから〉と伝えた。Bさんは「……意地悪だとは思いません。……別に……」と口ごもった。Thはやや思い切って、〈それは、抱いてもらわなくても、母親の脚にくっついているだけで、平気だということですか？〉と質問した。Bさんは「……それはそのとき、平気だとは……、それが普通、自然、……普通……」と、その後『普通、自然』ということばを3、4回繰り返した。そこでThは〈それは"事実"として『普通』だったんでしょうが、それ以上あなたの気持ちを感じることがつらいのではないでしょうか？〉と尋ねた。Bさんは少し黙った後につらそうな表情をして涙を流し始めた。そしてしばらくして「こうして泣いているのは、母に抱いてもらえなかったこと、甘えたかったのにそれができなかったことが悲しいからです……そういった気持ちを今はじめて気づきました……」。Bさんはそう語りながら膝の上に寝ているAちゃんの顔を見、頭を何度かやさしくなでた。こういったBさんの"温かい"行動を治療内で見たのはThは初めてであった。この治療形態では、こういった急激な変化を目にすることが時にある。

さてThは、Bさんが甘えたかった欲求とそれがかなえられなかった悲しさを受け入れることができたと感じ、Aちゃんへの同領域での感受性の変化の有無を共有するため、次のようにAちゃんとの関係への連想に"振った"。〈台所に来たAちゃんは、どんな気持ちだったんでしょうね？〉。Bさんは「私に抱き上げてほしかったんでしょうね。私がそうしないから、悲しかったのかな……」と答え、さらに涙を流した。

Thは、Bさんの悲しさと変化に感銘を受けた。一方、Bさんの母親への"意地悪"という陰性の気持ちは、まだ2人で確認できておらず、以降の治療の課題であると考えた。

第9回セッションが始まると、Bさんはさっそくミルクをつくり始めた。しかしそのつくり方は、第8回セッションまでと異なっていた。BさんはAちゃんを面接室の真ん中にあるおもちゃのそばにおいて自分はそこから3メートルほど離れた壁際の机の上でミルクをつくるという行動を選択しなかった。この回にBさんは、Aちゃんをベビーカーに乗せたまま机の横で

自分の正面に置き，自分も椅子に座って（これでAちゃんからは腰から上全体，とくに母親の顔がしっかり見える），時にAちゃんに語りかけながらミルクをつくった。第9回セッション以降は毎回このかたちでBさんはミルクをつくった。Bさんの8回までの治療での表象（M rep）の変化が，Bさんの行動（M act）の変化を生んだことは明瞭に思えた。

　この症例については，残念ながら15回で治療が中断している。父親の遠方への転勤のために転医が余儀なくされたためである。

b　Cちゃん（初診時月齢40カ月男児）と母親Dさん（30代前半）

　この症例では，関係性特異性についてと前述した技法を読者はたどることができると思う。

(1)　主訴と現病歴

　Cちゃんは初診時40カ月の男児，母親（以下Dさん）は30歳代前半の主婦である。母親が訴える主訴は，Cちゃんのかんしゃく発作である。かんしゃく発作は，Cちゃんが18カ月頃から始まり，初診時には日に2,3回起こっていた。発作が起こる状況は，Cちゃんが歩いていて転倒し，母親がそれを助けようとしたときや，スーパーで母親とはぐれて1人になってしまったときなどである。発作時，Cちゃんは，大声をあげ，靴や靴下を脱いで投げ，母親が近づくとたたいたり，押しやったりし，時には猛烈に怒った顔で上目使いに母親の顔を見上げ，「バーカ！」と繰り返す。母親はかんしゃくの理由が理解できず苛立ち，「そんな顔しちゃいけないでしょう！」と叱りつけることが頻繁であった。

　母親Dさんの両親は，Dさんが3歳のときに離婚しており，Dさんは実の父親のもとに兄とともに残った。父親は離婚後程なく再婚し，この女性がDさんの継母となった。父親と継母との間にはDさんが5歳時に女の子が1人生まれた。Dさんに2人の母親について聞くと，「私は実の母にすごくべったりで甘えていた。今の母（継母）はとくに問題ない母でしたけれど，スキンシップがなかった。それで後になって"ぐれた"のかもしれない」と話した。Dさんは，思春期に"ぐれて"いたが，無事高校卒業後，事務職を経て25歳で結婚し，主婦として次男のCちゃんを含めて3人の子ども（5

歳の長男，Cちゃん，22カ月の長女）を育ててきた。

Dさんに C ちゃんの性格傾向などの聴き取りをすると，C ちゃんは，小さいときから身体接触を嫌がり，1人遊びをする傾向が強かったこと，小さいときからCちゃんを可愛いと思えなかったこと，などが述べられた。

〔CちゃんDさんの関係性の病理についての仮説〕

以上の情報から，筆者らはCちゃんDさんの関係性の病理について，次のような仮説を立てた。すなわち，Dさんの家族歴・生活歴とCちゃんの発作の起こる状況から，この母子間にアタッチメントに関連した問題があるのかもしれない。理由は，第一に，Dさんが「継母はほかに問題ない母でしたけど，スキンシップがなかった。それで後になって"ぐれた"のかもしれない」と語っており，Dさんには継母に対するアタッチメントに関連した葛藤があることが疑われたからである（さらに実母との分離の問題もあった）。第二にCちゃんのかんしゃく発作は，倒れて傷つく，知らないところで1人になるなど，Cちゃんのアタッチメント・システム（Bowlby, 1969）が活性化したときに限られている。したがってアタッチメントに関連した関係性の問題が世代間伝達している可能性がある。

上記のような仮説と，Dさんが過去の対象関係にまつわる情緒を言語化する能力があることなどから，治療法として表象志向型母―乳幼児精神療法をDさんに提案し，Dさんが同意したため治療が始まった。治療は，週1回，1回1時間前後で行われた。

(2) 治療経過

第1回セッションの治療場面には，母親のDさん，Cちゃん（41カ月），23カ月の妹（以下Zちゃん）と治療者が同席した。

治療者がDさんに，育児のことなどについて自由に話してもらうと，Dさんは，カウンターでお金を支払っているエピソードを話した。「そういうとき，抱っこ抱っこと大声で繰り返すんです。でもお金を払ってますからできませんよね。そうするとCちゃんは持っているもので私をたたき出すんです」。

治療者が〈Cちゃんがどういう気持ちでそうすると思いますか〉と，Cちゃんの気持ちについて明確化する質問をDさんにすると，「……抱っこし

てもらえないから怒っているのだと思います」と答えた。治療者が,〈抱っこしてもらえないので怒っているということはわかるのですね〉と伝えると,Dさんは「一応,理屈ではわかります」と反応した。そこで,治療者が〈Cちゃんの気持ちはわかりますか？〉と尋ねた。Dさんは「気持ちは……,私なら待ってる（Dさんの声は大きくなってきて,かすかに怒りに震え始める）。そんなに抱っこする必要もないと思うんです」と苛立ちとともに言い放った。

治療者は,Dさんがやはりこの領域（アタッチメント関係）に葛藤をもっていると考えた。そして治療者は,Dさんの過去について"抱っこ"にまつわる体験を自由に話してもらった（この場合,とくに過去には振っていない。よりオープンなかたちでこのテーマについて連想を促した）。Dさんは,「自分は継母に足手まといにならないように,母が困るだろなと思うと言えなかった。だからCちゃんの気持ちはわからない！」と語った。Cちゃんのアタッチメント行動とそれが受け入れられないときのDさんに対する怒りの感情に対して,Dさんが受け入れ困難なことは明瞭であった。

さらに,Dさんは,2人の母親について,「私の実の母は,いつも手をつないだり,チュッチュチュッチュするような母でした。継母は,あまりスキンシップをしません。だから私も求めなかった。やっぱり本当の母ではないので,私のことを可愛くないと思っていると思っていましたから」と語った。

第2回セッションでは,第1回と同じく,治療者,Dさん,Cちゃんとその妹Zちゃんが同室での治療となる。

この回が始まってからすぐにZちゃんは眠たがり,Dさんが立ってZちゃんを抱っこし,寝かしつけた。その状態で15分程Cちゃんは1人でおもちゃで遊んでいたが,母親に近づき,持っていたおもちゃが入った袋でDさんの脚を三度ほどたたいた。するとDさんは,「痛いでしょ！　Cちゃん。ダメでしょ！……（治療者のほうを向いて）私が痛いと言うと余計にやるんです。それで私はさらに怒ってしまうんです」。Cちゃんは,立ち上がって置いてあるおもちゃに近づき,それを踏みつけた。Dさんは,「Cちゃん,足でやっちゃだめでしょ！」と叱りつけた。Cちゃんは,足を止め母親を例の上目使いでにらみ始めた。治療者は〈今,Cちゃんはどういう気持ちなんでしょう？〉と,治療内のHere & NowにおけるCちゃんの気持ちの明確

化のためにDさんに質問した。Dさんは声を落として,「多分抱っこしてもらいたいと思うんです。ずっとこの子（Zちゃん）を抱いていますから」と答えた。治療者は，DさんがCちゃんの甘えたい欲求をほとんど受け入れているのに，最後のところで焦燥して拒否されていることに，もう一歩の感をもった。さてこの間，Cちゃんは，袋をぶらぶらとさせてうろうろと歩き回り，ついにDさんから随分離れた床に横になって，1人でふて寝をし始めた。治療者は，ここでまたDさんの過去についての連想を振った。Dさんは「私は継母にも抱いてほしいという気持ちが強かったのだと思うんです。……スキンシップを求めていたので，それがかなわずやっぱり他人だと……」と話した。治療者は，〈そう"他人だから"と自分を納得させないとつらかったのでしょうね。求めてるものが得られなかったのだから〉と伝えた。

第3回。待合室にCちゃんとDさんを呼びにいくと，Cちゃん，Zちゃんのほかに Dさんと同年代の女性が同行していた。治療者がDさんを呼ぶと，Dさんは，Zちゃんがその女性と待合室に残ったほうがよいかと治療者に尋ねた。治療者はそれでよいと答え，結局，DさんとCちゃんの2人が治療室に入った。その女性は，Dさん家族の親戚ではなく，近所のおばさんでDさんの友だちとのことであった。

Dさんは，次のように話し始めた。「先生は，Cちゃんの小さいときのことをときどき聞かれますが，思い出せないんですね。かんしゃくを起こすようになるまでは，すごくいい子だったし，ほとんど目に入ってなかったのです。今日一緒に来ている近所のおばさんがCちゃんの様子をみて，すごく可愛がってくれたんです。おばさんが来るたびに"Cちゃん，Cちゃん"って抱いてくれたりして」。その後，Cちゃんの怒りに対して"子どもらしくない"と感じるとDさんは語った後，治療者が〈Dさんの子ども時代に，何か怒りの体験のようなものはありましたか？〉と過去の対象関係に連想を振った。Dさんは，「実の母と今の母とのギャップがあったので，やっぱり腹立たしいというのはあったかな。自分を思うとおり表現できないし，相手にもわかってもらえない。私の場合，すごく抱きしめてほしいというのがあったから，言わなくてもどうしてわかってくれないのだろうっていう……

（と涙ぐみながら語る）。でも私は，他人に育てられたからそうなんですけど，Cちゃんはまた違うんじゃないのかって……」と答えた。

その後，Dさんの語りは過去の"ぐれていた"時代に向かった。「継母にCちゃんが悪いことをすることを話したら，"あなたもかなり心配かけたわよ"って……学校とかでよく呼び出されて。それで継母は，"Cちゃんもぐれるぞ"って言うんです。でも私はそのときも心のなかで"私とCちゃんは違うぞ"って返すんです」。治療者が，〈どう違うのです？〉と尋ねると，Dさんは「私は継母に育てられた。実の母親じゃないので反発心もあるし，寂しい思いもしてきたし，遠慮もある。でもCちゃんは，私が実の母親なのだから遠慮する必要もないし」と答えた。

ここで治療者は，以前から幾度かDさんの連想にあった，以下の点を取り上げ伝えた。〈DさんはAちゃんが以前，身体接触を求めないことを話していましたね。さっきも以前はいい子で1人で遊んでいたと。でもおばさんには，その頃も抱っこされて喜んでいたんでしょ。それにこの頃は，あなたにも抱っこしろと怒ったりもする。いったい以前はどうしていたのだろう。そういうあなたに抱っこされたいって気持ちは？〉と質問した。Dさんは，「そうですよね～（と真剣に考え出す）……やっぱり抱っこされたかったのかな～。うまく言えなかったのかな～。おばちゃんはいくら可愛がってもらっても，夕方になると帰っちゃうし……」と答えた。

治療者は，Dさんが実母を失ったときのことを語っているように思えた。そして，Dさんの実母と継母への関係性特異性と，Cちゃんの近所のおばさんとDさんへの関係性特異性に気づいた。そしてその2つの特異的な関係性が世代間伝達していると考え（図4-5），次のようにDさんに伝えた。〈そうするとAちゃんにとっては，あなたと一種逆のパターンですよね。実の母親でないおばちゃんは，十分スキンシップをとってくれるし，（Dさんは即座に「あーあー，はいはいはい」と合いの手を入れる），ところが本当の母親のほうだと，何と言うかそういうのがない〉。Dさんは小声で「そうかもしれない」とつぶやいた後，「うん，おばさんはとてもCちゃんを大事にしてくれて，"最近はどうよ？"とか言って，いろいろ悩みも聞いていてくれたんですね。それからですよね，Cちゃんが悪くなったのは。……私から愛情

第4章 表象志向的親―乳幼児精神療法について

がほしいのにうまく言えないのかもしれない……」と語った。治療者は，〈それでかんしゃくを起こして悪さをするのかな，お母さんがぐれたときみたいに?〉とDさんに尋ねた。DさんはCちゃんのほうを見て，「そうなのCちゃん?」と言って温かく微笑んだ。「そっか。おばさんはすごくCちゃんを可愛がってくれて，だからそれまで言えてないというか，そういうことを求めてたんだということが，Cちゃんにもわかったのかな〜。でも，おばさんが夕方に帰ると私だけですよね。そうなるとCちゃん寂しかったのかな〜。ママなんだから，おばちゃんよりもみてほしいって」と語った。このとき，Cちゃんが，Dさんに，ハーとうれしそうに発声しながら近づいた。Dさんは温かく微笑み，頭をなでた。

　この回に，2対の重要な対象関係がテーマとなった（図4-5）。まず第一は，Dさんの2つの内的対象関係，つまり実母と継母との対象関係である。第二の関係とは，Cちゃんにとっての2つの対人関係，つまりDさんとの関係と，おばさんとの関係である。これら2対の関係には，それぞれに関係性特異性が認められる。またわれわれは，これらがDさんの思っていた関係と"逆"であることに気づくことができた。すなわち，Dさんは"Cちゃんにとってのデさんは実母なので，Dさんが継母との間で体験していたことをCちゃんが自分（Dさん）と体験するはずがない"と考えていた。つま

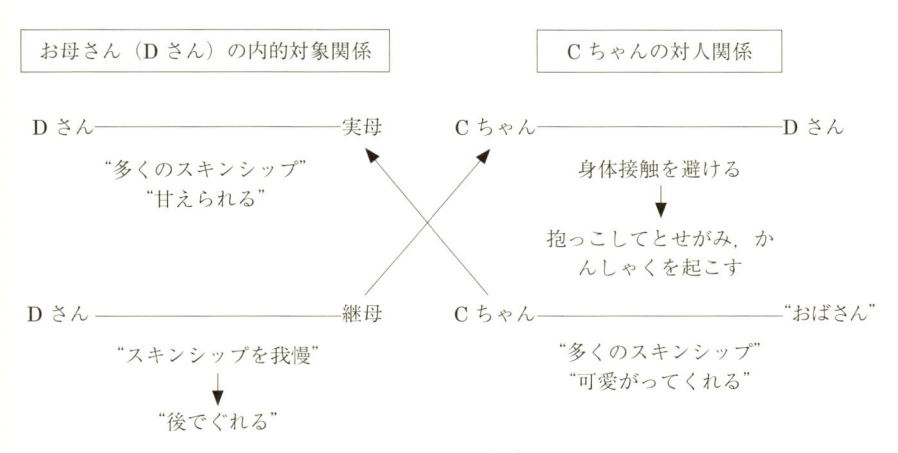

お母さん（Dさん）の内的対象関係	Cちゃんの対人関係
Dさん―――実母 "多くのスキンシップ" "甘えられる"	Cちゃん―――Dさん 身体接触を避ける 抱っこしてとせがみ，かんしゃくを起こす
Dさん―――継母 "スキンシップを我慢" "後でぐれる"	Cちゃん―――"おばさん" "多くのスキンシップ" "可愛がってくれる"

図4-5　4つの対象関係

り"Cちゃんは私とは違う"という物語をつくっていた（知性化された物語）。ところが情緒・認知的な対象関係は"逆"であった。すなわち，CちゃんとDさんとの関係は，Dさんとその継母との関係と同じであるとわれわれは気づくことができた。その関係とは，抱いてほしいのにスキンシップをあまりしてくれない母親と，それを悲しく思って腹立たしいが，悪さをすることによってしか表現することができない子どもの関係であった。

　第4回．Dさん，Cちゃんとその妹Zちゃんが同室での治療となる。

　Dさんは，まずCちゃんの怒りの発作が随分減ったこと，外で地面に寝転がることはなくなり，靴を投げることもなくなってきたこと，まだときどきは言うことを聞かず，上目づかいもするが，怒っている理由はよくわかり，対応もわかってきたと報告した。

　この回，第2回のセッションと同じ状況が起こった。治療が始まってからすぐに，ZちゃんはDさんに抱かれて眠ってしまった。DさんはZちゃんを抱いて立ったまま語り続けていた。こういう状況が，20分ばかり経過した。Cちゃんは，眠たくなってきたのか，カーペットに寝転んだ。すると両足をばたばたさせて床をたたき，次にむくっと上半身を起こして座り，床を手で一度たたいた。そして母親のほうを見て，「バーカ！」と大きな声で叫び，その後も「バーカ」を何度も繰り返した。DさんはCちゃんの「バーカ」の合間に，「バーカって言っちゃ自分がバカでしょ」などと強い口調で言った。Dさんは，さらに「お絵かきしてなさい」とCちゃんに指示した。Cちゃんは今度は，「うんん」首を横に振り否定し，さらに例の上目づかいでDさんをにらみ始めた。Dさんが，「そういう目しちゃダメでしょ」ときつく諭すと，Cちゃんは，再び「うんん」と反応。徐々にCちゃんの"うんん"に，悲しみのトーンが混じり始めた。そして2人は緊迫したにらめっこを約1分間続けた。そしてついにDさんが，「どうしてほしいの？　抱っこ？」とCちゃんに尋ねた。Cちゃんは頭をコクンとして肯いた。Dさんは，「じゃおいで」と手招きした。Cちゃんは立ち上がり，大きく両手を広げて座っているDさんに近づき，Dさんの力を借りてDさんの膝に乗り，母親を正面から見つめた。Dさんが，「Cちゃん，抱っこなら抱っこって言ってよ」とCちゃんに話しかけると，Cちゃんは首を横に振った。治

療者は心のなかで，Dさんだって『言わなくたってわかってほしいと言ってたのにね』とつぶやいた。Dさんは，「眠くなっちゃった？」とCちゃんに温かさと優しさのトーンを加えた口調で尋ね，髪を優しくなでた。Cちゃんはコクンとうなづいた。Dさんは椅子の隣を指さして「ここに寝る？」と尋ねた。Cちゃんはうなづく。Dさんは「じゃ，あれを枕にする？」とCちゃんのジャケットをさした。Cちゃんはうなづき，ゆっくりと床に降り，Cちゃんのジャケットをとって戻ってきてDさんに渡した。Dさんはそれを丁寧に折りたたんで床に置いた。Cちゃんがそれを枕にして椅子の隣に横になると，Dさんは自分のジャケットをとり，Cちゃんの体に掛けてあげた。Cちゃんはゆったりと眠りについた。

　この回のCちゃんとDさんの一連の相互交流は，まだ緊張はあるものの第2回セッションと随分違っていた。眠たい状態でCちゃんのアタッチメント・システムが活性化し，Cちゃんは母親に抱いてほしくなった。このセッションでは，最終的にCちゃんの気持ちがDさんによって受け入れられ，温かい身体接触を得た後，母親の隣でゆったりと眠りにつけた。この光景は第2回セッションでのそれと対照的であった。第2回セッションでは，Cちゃんの気持ちがDさんによって無視され，Cちゃんはスキンシップを得られず，1人ぽっちでふて寝をしなければならなかった。

＊次のセッションは，Cちゃんの風邪でキャンセルとなったが，この電話連絡の際に治療者は簡単にDさんから状況を聞いた。Dさんによると，Cちゃんのかんしゃく発作はまったく起こっておらず，安定している。CちゃんもバーカということもなくC上目づかいをすることもないとのことであった。年末であったので，3週間後のセッションとなるため，次回のセッションまでこの安定が続けば，治療終結の可能性があることを伝えると，Dさんも大丈夫だと思うと語った。

　第5回はDさんと3人の子どもがすべてやってきた。

　Dさんは生き生きしており，Cちゃんが安定していること，怒ってもはっきり理由がわかり，なだめるとすぐ落ち着くこと，何よりCちゃんが以前のどの時期より可愛いと思えるようになったと話した。治療者は，今回で一応治療の終結ができるとの感触をもち，そのことをDさんに伝えると，D

さんは，大丈夫ですと答えた。

　そこで，治療者は振り返りのため，この治療を通して2人の関係が変わってきた理由をDさんに尋ねた。Dさんは，すでに治療者と得た洞察，すなわち実母と継母に対するDさんのそれぞれの対象関係をめぐる葛藤と，自分と近所のおばさんに対するCちゃんのそれぞれの対象関係を振り返った。

　そして，"逆"のかたちで1対の対象関係が世代間伝達していたことを見事に語った。続いてDさんは，この世代間伝達の物語をさらに新しい豊かなものにする内容をも語り，治療者を驚かせた。すなわち「私は，義理の母からスキンシップが得られなかったのですけれど，Cちゃんの場合，おばさんは可愛がってくれるのに，実の母親である私が可愛がってくれなかった。だから私よりよっぽどCちゃんのほうが，かわいそうなんだなって。すごく申し訳ないって，わかりました」。

C　Eちゃん（初診時月齢26カ月・男児）と母親Fさん（30代前半）

　この症例は，軽症の虐待をともなったケースである。この報告では，本書の前半で紹介した関係性評価を含め，治療前の評価についてわれわれのチームで行っていることを比較的詳細に記載する。また治療については，母親の表象の変化にとくに焦点を絞って記載しようと思う。

(1)　主訴と現病歴

　母親Fさんの主訴は，子どもに対する心理的・身体的虐待で，虐待内容は「イライラし暴言を吐く，手を出す，蹴ってしまう」ことであった。また，母親Fさんが訴えたEちゃんの問題行動は，指示に従わず，その際大声を上げる・泣くなど感情のコントロールができない，というものであった。

　Eちゃんの妊娠，出産および乳児期には，とくに問題は認めなかった。Eちゃんが14, 5カ月頃から，母親FさんはEちゃんの行動にイライラし始め，強く叱り，あるいは罵倒するようになった。Eちゃんが20カ月頃より，母親Fさんは平手でEちゃんの背中や頭などをたたき，24カ月頃からは背中を蹴り始めた。この頃から母親Fさんは精神科受診を考え始めたが，その後も日に1, 2回は平手でたたいたり，口をつねったり，あるいは暗い部屋に閉じ込めることもしばしばであった。こういった過程で，Eちゃんは

徐々に母親Fさんの指示に従わなくなり，感情のコントロールができなくなってきた。母親Fさんはこれらの虐待行為について強い罪悪感に襲われ気分が落ち込むため，Eちゃんが26カ月のときにわれわれの外来に初診した。

(2) 母親Fさんの生活歴

母親Fさんは10歳上の姉との2人姉妹で，地方の小都市で育った。Fさんはいわゆる父親っ子であったが，5歳のときに父親が登山中に遭難し死亡した。母親が働いており2人の子どもの面倒をみることが大変であったために，Fさんは中央の都市に住む母親の兄の家族に，姉はその家族の近くに住む母親の親戚の家族に預けられた。その後小学校3年生のときに，Fさんだけが母親（Eちゃんの祖母）のもとに引き取られた。小学校4年時から母親が，「口で言ってもわからない」と言ってFさんに対してたたく，蹴る，刃物で追い回す，などの身体的虐待を始め，高校入学まで毎日のように続いた。この間，Fさんは母親から「お前なんかいなければよかった」としばしば言われた。高校2年生のときに，母親が心筋梗塞で死亡した。その後Fさんは高校を卒業し，姉が結婚し暮らしていた都市にアパートを借りて就職した。31歳で結婚しEちゃんをもうけた。

(3) 介入前評価：多次元的・包括的評価

①母親Fさんの評価

母親Fさんは不安・抑うつ状態にあった。不安はState-Trait Anxiety Inventory（STAI，中里ら，1982）で，特性不安が67点で非常に高く，状態不安も48点で高かった。抑うつは，the Center for Epidmiologic Studies Depression Scale（CES-D，島，1998）にて29点と気分障害群であった。Diagnositic and statistical manual of mental disorders（4th ed. Text revision）DSM-Ⅳ-TR：精神疾患の分類と診断の手引き（2000）を用い，不安障害および特定不能のうつ病性障害と診断された。また母親Fさんは強い育児困難を感じていたが，夫婦関係には比較的満足していた。家族は経済的には安定しており，母親Fさんはある程度自分の悩みを話せる友だちを2人もっていた。

②Eちゃんの評価

　Eちゃんは，母親による子どもの行動チェックリスト（Child Behavior Check List：CBCL:2-3, Achenbach, 1992）で，内向・外向尺度がそれぞれ18点と39点で，5パーセンタイルに入る高い点を示していた。より具体的には，内向尺度では，「大人にまとわりつく」「いつも手助けを求める」「神経質で興奮しやすく，あるいは緊張している」などが"よく当てはまる"に該当し，外向尺度では，「何でも取り出して散らかす」「待っていられない」「よく泣く」「かんしゃくを起こす，怒りっぽい」などが"よく当てはまる"に該当した。

　はじめの2回の面接でEちゃんは，治療者や母親を無視して1人でおもちゃで荒っぽく——時に積み木などを投げる——遊んでいた。母親の積み木を投げるなどの行動に対する制止には，キーキーと叫びまったく従わず，面接が終わって帰るときには大声で叫び抵抗し，母親が無理やりに引きずって帰る，といった様子であった。DSM-Ⅳ-TRでは，反抗挑戦性障害であった。

③Eちゃん―母親Fさんの関係性の評価

　母親FさんのEちゃんに対する虐待は軽度（佐藤，2002）に分類された。母親Fさんには被虐待歴があり，現在Eちゃんに虐待を行っており，虐待の世代間伝達がみられるケースである。さらにEちゃんと母親Fさんに構造化された関係性の評価（井上ら，2002）を行った結果，次の2点が問題となった。

1）アタッチメント関係の歪み

　母子の行動上の相互交渉を評価するためにStructured Cavegiver-Child Interaction Procedure（Crowell, 1988；Zeanah et al., 2000）を行った。この検査は自由遊びエピソードに始まり，分離・再会エピソードで終わる構造化された検査で約45分を要するものである（井上ら，2002）。この検査のなかの"再会の場面"（母親が検査室を出てEちゃんが1人になり，3分後に母親に部屋に戻ってもらう）で，Eちゃんは母親が開けたドアに走って，母親に接近したが，なぜかストンと座り，一瞬茫然とした表情をみせた後，急にプレイルーム中央に戻り遊びに集中し始めた。その際，母親Fさんも分離に

まつわる情緒についてEちゃんに何も示すことなく，ただ遊びを再開していた。さらにEちゃんは，その後すぐにキーキーと叫び声をあげ，木でできた玉をあちこちに投げるというまとまりのない行動を示した。

　また母親FさんのEちゃんについての内的表象の評価をWorking Model of the Child Interview（Zeanah et al., 1989；Zeanah et al., 1995）で行った。このインタビューでFさんは，「言うことを聞かないので暗いところに閉じ込めたら，すごい勢いで泣いてるんです」と薄笑いを浮かべながら語り，Eちゃんのアタッチメント行動に対する母親Fさんの感受性の低さとサディスティックな傾向が認められた。またEちゃんの性格についての質問に答えた母親Fさんは，一方で「Eちゃんはいつでもどこでも自分にまとわりつき，離れない」と語り，一方で「スーパーなどで，知らないおばさんのほうにすぐ行ってしまって，自分から離れる」と報告し明確な矛盾がアタッチメント関係についての表象に見出せた。

2）母親Fさんからの限界設定とそれに対するEちゃんの協力・服従

　問題の2点目は，養育者からの限界設定とそれに対する乳幼児の協力・服従の関係性（Zeanah et al., 2000a）である。すなわち，遊んでいたおもちゃの片づけをするときや，介入を終了し帰宅する場面で母親FさんがどのようにEちゃんに限界設定を行い，一方，Eちゃんがそれに対してどれだけ協力できるのかという関係性の領域において，Eちゃん―母親Fさんの関係性の問題が認められた。すなわちすでに記載したように，評価初日，遊びを終えて帰宅しなければならない場面でEちゃんは「もっと遊ぶ〜」と叫んで大泣きし，その状態は評価を終了して待合室に行った後も30分以上続き，外来から帰途についた後も約1時間大声で叫んで「だだをこね」続け，母親Fさんもこれを納めることができなかった。

3）他の評価

　他の介入前評価は，以下のようなものである。母親Fさんの夫婦関係は比較的良好であった。またEちゃんはScheeringaらの外傷後ストレス障害Post-traumatic stress disorder（以下PTSD）（Scheeringa et al., 1995, 2000, 2003；青木，2004, 2008a）には該当しなかった。また，Disorganizationを示す行動を含むアタッチメントの問題・歪みをもってはいるものの，DSM

-Ⅳ-TR（2000）の反応性愛着障害やジーナーらの定義するアタッチメント障害（Boris et al., 1998；青木ら，2005, 2008b；Zeanah, C. & Smyke, A., 2009）よりは軽症であることが評価された（これらの評価も第2部を参照してもらいたい）。

(4) 治療経過

初診時よりFさんの抑うつ状態に対して，少量の抗うつ剤治療を開始した。また介入前評価において，母親Fさんは過去の両親との関係やEちゃんとの関係についての情緒をともなった連想を行う能力を示していること，母親Fさん自体が虐待の連鎖に気づいていてそれを解決したいと明確に言語化できたこと，また虐待のレベルが軽症の虐待にとどまっていたことなどから，表象志向的親―乳幼児精神療法の適応と考えられた。そこで介入技法の組み合わせとしては，母親Fさんに対する薬物療法に加え同精神療法のみを追加することを計画した。この技法を用いて，Eちゃんと母親Fさんのアタッチメント関係の歪み（EちゃんのDisorganizeなアタッチメントと母親Fさんの感受性の非適切さ）をテーマとして治療を行う計画を立てた。

介入前の評価を母親Fさんに伝え，乳幼児―親精神療法の説明を行った後同意が得られたため開始した。親―乳幼児精神療法は，母子同席でおよそ週1回，1回約1時間で行われた。

この症例提示では，母親Fさんの過去の被養育歴についての表象を，治療者がFさんとともにより豊かでまとまりのあるものにしていった経過に焦点をおいて記載したい。そのため，Eちゃんの行動や母子の相互交渉，共同治療者とEちゃんの関係などについては簡略に記載するにとどめる。また第1回セッションから第9回の間に母親Fさんが語った内容を要約し，次に転機となった第8回と第10回セッションの内容を詳しく述べる。なお合計15回の介入で以下の介入経過に示すように多くの側面が改善し，それ以降3カ月おきのフォローアップが行われ，状態が維持されていることが確認されている。

〔第1～9回セッションまで〕

第1～9回セッションで，母親Fさんは以下に示すような内容で母親から受けた身体的虐待，およびネグレクトの歴史を語っていった。第8回セッ

ションでネグレクトについて深く洞察が進んだため，以下ネグレクトの部分のみを取り上げてまとめる。

　Fさんは，「父親が亡くなる前，すなわち5歳までの母親との記憶がほとんどない（第9回）」と語った。のみならず，「母親に可愛がられた実感もない（第6回）」とのことであった。一方で，Fさんは5歳まで父親（Eちゃんの祖父）に可愛がられことはよく記憶しており，多くのエピソードを連想した。たとえば次のような記憶である。母親（Eちゃんの祖母）より早く仕事を終える父親は，毎日自転車でFさんを保育園に迎えにきた。Fさんは荷台に乗せられて父親とともに家に向かうが，お酒の好きな父親はほぼ毎日のように行きつけの居酒屋に寄った。Fさんはカウンターに座り，いつも炭酸飲料を注文した。居酒屋で父親はFさんと話したり，常連の客と楽しげに話していた（第2, 9回）。この父親が趣味の登山に友人と出かけた最後の日，5歳のFさんは"虫の知らせ"がして，駅に出かけていく父親に「私も行きたい！」と叫びながらその後を走って追ったという（第6回）。Fさんはまた父の葬儀に際して，母親が「父親には，最後まで苦労させられた」と語ったと記憶していた（第6回）。

　父親の死後母親は働いていたこともあり，2人の子どもの面倒をみることが困難であった。そのため，Fさんは小学校1年生から中央の都市に住む母親の兄の家族に預けられた。姉もまた，Fさんの預けられた家族の近くに住む他の親戚の家に預けられた。その後，小学校3年生のときにFさんだけが母親のもとに引き取られた。郷里に帰ってからのFさんの物語は，母親からのネグレクトで始まった。すなわち母親が家に帰ってくるのは，深夜12時近くであり，そのためFさんは学校が終わると，できるだけ友だちと外で遊んでいた（第8回）。友だちの母親が友だちを迎えにくるのを尻目に，Fさんは友だちのなかでいちばん最後に家に帰ると，1人で夕食をとった（第8回）。「母は私のことに関心がなく，心配もしていなかった」（第9回），「朝などに母がいたときですら，母は私に見向きもせず家事をやっていた」（第9回）とFさんは語った。

　このように介入初期に展開したFさんの母親との関係についての物語には，アタッチメントをめぐるテーマが貫かれていると考えられた。その物語

は，ネグレクトする母親とそれに対して怒りをいだいている自分という一面的なものであり，細かな具体的なエピソードがほとんど語られないため，その内容は貧困であった。一方，父親との記憶は具体的エピソードが詳細に語られ，内容が豊かではあったが，楽しい記憶と父を失った悲しみという2側面に表象の情緒的トーンは偏っていた。

さてEちゃんは乳幼児―親精神療法の第1，2回セッションで，キーキー，キャーキャーと叫ぶようにして，ボールをあちこちに投げるなどまとまりのない遊びをしていた。われわれのチームは，第3回セッションより女性の共同治療者を導入し，同席でEちゃんと遊ぶことにした。母親Fさんに過剰な負担を治療場面で与えずに余裕をもって語ることができるためと，Eちゃんを誰かがしっかりみる必要があると感じたためである。その後もEちゃんは相変わらず，1人で乱暴な遊びをしてほとんど共同治療者と遊ばず，セッションを終えるときに「おもちゃを持って帰る！」とか「まだ遊びたい！」と訴えて大声で泣き叫び，第4回セッションでは片づけを励ます母親と共同治療者に唾を何回も吐いたりした。

さて第8回セッションでは，母親Fさんの被ネグレクト体験のテーマが次のように語られた。「夕食を1人でとってから，母親が帰ってくるまでがとても長かったです。田舎の一軒家で隣の家も遠く，家は暗くて静かで，寂しく怖い。母親が帰ってくる直前まで電燈をつけて起きていて，ぎりぎりになってから消して布団に入っていました」。治療者は，介入前評価で母親Fさんが Eちゃんについて「変なところで怖がり。暗いところがすごく怖いので，お風呂とかに電気を切って閉じ込めるとすごく泣いていた」と薄笑いを浮かべて語っていたことを思い出し，母親Fさんも過去にはEちゃんといわば同じ状態に置かれていたのだと感じた。治療者がさらに連想を励ますと，母親Fさんは「母親が帰ってくると音がするので，それでやっと母親が無事に帰ってきたことにホッとして，そして自分もホッとして寝入っていました。母親がときどき私の寝ているところを見にきましたけれど，私は寝たふりをしていました」と語った。

治療者は，Structured Caregiver-Child Interaction Procedure の再会場面においてEちゃん―母親Fさんのアタッチメント関係が相互回避的で

あったことを思い出しながら、〈怖かったとか、寂しかったとか言わず、寝たふりをしていたのですね。どういう気持ちだったのですか？〉と母親Fさんに尋ねた。母親Fさんは「母は小さな子を放って置いたのですから、少しは心配していたとは思うのです（この言及は、上記の第9回での「わたしに関心がなく、心配もしていなかった」という母親Fさんの連想と矛盾し、表象としてのまとまりの悪さを示している）。ですから、そういうことを言ってはいけないって思っていました」と答えた。治療者が〈もし怖かった、寂しかったと言ったらどういう反応を母親がしたでしょう？〉と尋ねると、母親Fさんは「"仕方ないでしょ！"とか言われたと思います」と答えて涙ぐみ始めた。治療者は〈大切な父親を亡くし母親からも離れて生活して、やっと家に帰れたと思ったら、もっとも頼りたい人が夜までいない。まして、そういう夜には暗くて1人ぼっちで怖いし寂しい、そういう気持ちを母親に言えなかったのだからつらかったでしょうね〉と伝えた。母親Fさんは「そういう気持ちを、今まであまり気づきもせず、誰にも話したことはありませんでした」と語り涙を流した。母親Fさんが治療者にこのような気持ちを語ることができたことから、母親Fさんがわれわれのチームとの関係を安全なものと感じている、とチームは評価した。ここでチームとは、主治医である筆者と共同治療者（主にEちゃんにかかわっていた）のことである。また、相州乳幼児チームは、これら治療をビデオモニターしており、しばしば治療後そのセッションについて討議が行われた。その意味で乳幼児チームもこの治療に貢献している。

次の第9回セッションの冒頭で、母親FさんはEちゃんを暗いところに閉じ込めることがすごくかわいそうになってきたと語った。第8回で母親Fさん自身が母親から"暗いところに閉じ込められた怖い体験"について否認していた感情を受け入れることができた結果、Eちゃんへの健全な同一化が進んだと考えられた。

一方、Eちゃんのセッション中の遊びは徐々にまとまりを帯び、共同治療者とも少しずつ相互交渉的な遊びができるようになってきた。しかし相変わらずセッションの終わりには「もっと遊びたい」と訴えたり、「おもちゃを持って帰りたい」と大声をあげたりするなど一騒動であった。

前述のように，介入チームはEちゃんと母親Fさんを情緒的に支えながら，母親Fさんの母親からの被ネグレクト体験について母親Fさんとともにさらに振り返っていった。しかし母親Fさんの母親との体験は，被ネグレクト体験のみではなかった。重要な虐待内容として被身体的虐待体験が残されていた。第1～9回セッションにも，身体的虐待のエピソードは断片的には語られたが，第10回はこのテーマについて転機となるセッションであったので，内容をやや詳しく記載する。

　第10回目セッション，母親Fさんは最近の1週間の様子を語った後に，次のような連想を始めた。すなわち「一昨日，寝る前に布団に入って，ふと母親が小学校4年生になって急に私をたたき始めたのが，もしかしてこういうことじゃないかと思い浮かんだんです。……多分，小学校4年生のときに，母が突然"新しい父親要る？"って私に聞きました。知り合いから母親に再婚話が来ていたのです。私は即座に"要らない"って答えました。そのときは寂しいとも感じていませんでしたし，私の父親は1人だと思っていましたから。その後，母はその縁談を断りました。どうもそのことが，たたいたりするきっかけになったのではないかと……。そうでないと，急にあの頃からでしたから」。

　治療者がさらに話を聞いていくと，母親Fさんは最近母親について姉と電話で話した内容を次のように語った。「母は結婚前，比較的裕福な家庭に育ったのです。父と結婚して父は収入が少なかったので，母は働かざるをえなくなりました。そしてやっと家が買えたと思ったら，父が遭難して……」と。父親が男として甲斐性（かいしょう）がないという陰性の側面や，母親のつらかったであろう体験について，この回で初めて語り始めた。Fさんは話を続けて「そして私が母のもとに帰ったときには，もう姉は就職でしたから姉に関しては荷を下ろしたという感じで。だから母としてはあのとき再婚したかったと思うのです。なのに私が『新しい父は要らない』と。それで私がいるために，まだ苦労しなければならない。だから"お前さえ居なければ"と……そういうことで，暴力のきっかけになったのかもしれないと……。実際その頃から"お前さえ居なければ"とよく言われました……」と語った。治療者が〈もしそれがきっかけだとして，あなたはそれに対してどういう気持ちです

か?〉と尋ねた。母親Fさんは「母としてはそうかもしれません。でも私としてはどうしようもありませんから……母の迷惑,苦労になるなら……自分の存在を消すしか解決のしようがないから……(Fさんは,口をへの字にし,声を震わせ,涙を流しながら苦悩を懸命に語った),母のもとに帰らなかったほうが私のためにも,母のためにもよかったのかも知れません……」と言いながらFさんはことばを詰まらせて涙をぬぐった。

ちょうどこのとき,それまで母親の表情をじっと見詰めていたEちゃんは次のような行動をとった。まず,治療者のほうへ車のおもちゃを持って近づき,母親の表情を何度も真剣にうかがいながら車を治療者の腕に走らせた。治療者が母親Fさんの話に聞き入っていたためEちゃんに反応しないでいると,Eちゃんは床の上に車を置き,母親Fさんに向けて走らせた。車が母親の足に止まると,Eちゃんは歩み寄って母親の膝に体を寄せ,泣いている母親の顔を真剣に見詰めた。Fさんは近づいたEちゃんを見て涙を流しながら微笑み,Eちゃんの背に手を回した。するとEちゃんは上半身をFさんに投げ出すようにして抱きついた。母親Fさんもそれに答えてEちゃんを抱き,背を優しくなでた。このような情景は,介入開始以来初めてであった。Eちゃんからの慰めの要素が強いという意味で限界はあるものの,このときみられた母子関係には,お互いに通じ合う深い情緒的なつながりが感じられた。それは,介入前評価でみてとれた相互の回避的関係とは対照的であり,アタッチメント関係の問題が氷解していく様子がそこにあると治療者は考えた。

さて,この第10回セッションの終わりもまた印象的であった。それは第9回までセッションを終えて帰るときにみせるEちゃんの強烈なぐずり(母親Fさんの限界設定と,それに対するEちゃんの協力のなさ)と対照的だったからである。すなわち,時間が来て片づけを強いられたEちゃんは,一瞬ぐずり始めたが,母親と協力してもっとも気に入っていたおもちゃも何とか片づけ,母親に「できたよー」と明るく呼びかけたのである。この後,介入を終結する第15回まで,セッションの終了はこの回と同じようにスムーズに行われた。

第11回セッションでは,Eちゃんに対する身体的な虐待は消失し,母親

Fさんの不安・抑うつ状態も改善していた。第14回でFさんは「まだ大変なことはあるけれども，こんなにEちゃんを可愛いと思えたことはない」と語った。また母親FさんはEちゃんの聞き分けがよくなったとも報告したが，実際第11回以降のセッションでは，生き生きとしたEちゃんの様子と感情の調節の改善が明らかに観察された。治療者は母親FさんにEちゃんの行動面での改善を何点か伝え，どういうことが改善に寄与したかを質問した（第12，14回）。母親Fさんは，彼女の考える治癒促進因子を以下のように語ってくれた。「母親に虐待されたことを以前は否定していました。あるいは母親を恨んでいるだけでした。（介入を受け始めて）いろいろなことを思い出したり，憶えてはいても感じないでいたようないろいろなこと，寂しさとかいろいろと思い出しました。とくに母親については，怒りのようなものが消えたわけではないけれども，一面だけでなくいろいろと思えるようになりました。たとえば母も思っていたより大変だったのだろうなって」。

(5) Eちゃんの行動の変化

　これまでの記述では，Eちゃんの行動の変化に焦点を当てていない。しかしEちゃんの行動上の変遷を，すでに記載したセッション内での変化を補足するかたちで，以下に簡略にまとめる。

　Eちゃんは介入当初，おもちゃを投げて，「きーきー」とはしゃぐなどまとまりのない行動を示し，さらに限界設定に対して母親Fさんや共同治療者につばを吐くなどの行動が目立った。共同治療者はEちゃんのまとまりのない乱暴な行動に戸惑いながらもその近くにいてかかわりを維持し，機会をとらえてはEちゃんと遊ぼうとした。たとえば，ボールをまとまりなく投げたときに，そのボールをゆっくりとEちゃんに転がして返して反応を待つなどのアプローチである。これに対して介入当初のEちゃんは，少しの関心しか示さず1人遊びを続けた。しかし回を追うごとに，徐々に共同治療者にかかわり始めた。そして，第8回セッションにいたると共同治療者と一緒にブロックで線路を作るなど建設的で相互的な遊びをするようになり，まとまりのない行動はほぼ認められなくなった。母親と共同治療者の限界設定に対するEちゃんの行動が第10回セッションを境に劇的に改善したことはすでに述べたとおりである。

セッション外，すなわち家庭や外出時におけるEちゃんの行動上の改善も母親Fさんの報告から明らかであった。介入後に行ったCBCLで内向尺度・外向尺度ともに正常化していた。具体的には，介入前・介入後の内向・外向尺度の変化はそれぞれ，18点から10点，39点から21点に改善し正常化した。

　ちなみに，母親Fさんへの少量の抗うつ剤による薬物療法については，第10回セッション以降処方していない。というのも，母親Fさんは薬物療法の効果をほとんど感じておらず，治療者も同意見であったからである。抑うつ症状に対して治療効果が明瞭にあらわれたのが8回以降で，その後抑うつは軽減し続け，第15回セッション直後のCES-Dで4点（介入前が29点）であり，その3カ月，6カ月後も抑うつ症状はなかった。これらのことから，抗うつ薬がもし効果があったとしても，治療全体の一部しかなしていないと推測したが，その点明瞭には判じがたい。ちなみに，STAIによる不安尺度は特性不安，状態不安が介入前・後でそれぞれ67点から35点，48点から28点へ減少し正常化した。

　治療後，当症例は3カ月後と6カ月後とにフォローアップがなされている。両フォローアップ面接により，介入が必要な母親の症状や子どもの問題行動はなかった。また簡易な母子の観察からも，ほどよく良好な母子関係が維持されていることが評価された。

第2部

アタッチメントとその障害

第5章
アタッチメントの問題と
アタッチメント障害

　近年虐待・ネグレクトへの支援にかかわる人々のなかで，アタッチメント・愛着という概念への関心が，以前にも増して高まっている。たとえば，乳幼児期の虐待・ネグレクトに特異的な精神病理は「愛着の問題」と「外傷の問題」とであるため，わが国においてもアタッチメントについて，その臨床応用への関心が高まるのは当然のこといえよう。このような状況で虐待臨床にかかわる人々のなかで，「愛着」「アタッチメント」ということばや，「愛着の問題」「アタッチメントの問題」「愛着障害」ということばが盛んに使われるようになってきた。実際これら概念を臨床応用しようとするパイオニア的な研究もわが国に生まれてきた（庄司，2000；金子，2004）。

　「アタッチメント」概念についていえば，以前から臨床領域でも頻繁に「愛着」として用いられてきた概念であるが，こういった臨床状況のなか，発達心理を専門とし愛着研究を担っている研究者の側から近年以下のような指摘が行われている。たとえば，数井・遠藤（2005, 2007）らは，それぞれの臨床家や臨床研究者が異なった意味を「愛着」という用語に付与しており，そのため建設的な議論が困難であると指摘している。「愛着」が，日本語で一般的に使用されることばであることもその理由の1つであるとも彼らは指摘している。欧米において，アタッチメント障害について調査を行っている臨床研究者たちは，近年発達心理学領域におけるアタッチメント研究を大きく取り入れようとしており（Zeanah, 1996；Zeanah & Boris, 2000），わが国においても「愛着」という概念を実践応用しようとする臨床家と，発達心理学において先進的なアタッチメント研究を行う研究者たちとの意見の交換が，とくに虐待臨床に携わ

る人々にとって生産的であることは疑う余地がない。

　そこでまず本章では，上記の臨床・研究状況をふまえて，概念的混乱を招きやすいと思える「愛着」ということばを用いず，「アタッチメント」という用語を使用することとする。さて支援・臨床の現場で，「アタッチメントに問題がある」という場合，「問題」ということばのとらえ方がまた臨床家や臨床研究者によって異なることも多い。そのため「愛着」「アタッチメント」概念の不一致のうえにさらなる概念的混乱が加わり，生産的な議論が困難となることも懸念される。

　そこで本章では，これらの概念のうち，とくに「アタッチメント問題」に対して概念を整理する方法の一案を提示する。そうすることで，臨床家や臨床研究者に共通の概念でこの問題を議論するきっかけを与えることを本章の主要な目的としたい。同目的のために，1. アタッチメントの定義，2.「アタッチメントの問題」の概念的整理，に多くの紙面を割き，それぞれの「アタッチメント問題」の内容については概観するのみとする。最後に本章の限界と今後の課題について述べる。

　なお本章では，乳幼児期のアタッチメントについて焦点づけて記載する。後にも述べるようにアタッチメントは，乳幼児期に形成されはするものの，その時期特異的な問題ではなく，人間の一生涯を貫くテーマである。一方アタッチメント概念が乳幼児期の研究から生じたこと，その時期の研究や臨床データがより多くそろっていること，などを理由に乳幼児期に焦点を絞ることとする。

1　アタッチメントとは何か？

　アタッチメントは，主に4つの意味で使われる（Lamb et al., 1985；Cassidy, 1999；Zeanah & Boris, 2000）。

　第一に，2人の人間の間の情緒的結びつき・絆（attachment bond）をアタッチメントと呼ぶ場合がある。

　第二に，「アタッチメント行動（attachment behavior）」をさしてアタッチメントという場合がある。アタッチメント行動とは，後に述べるアタッチメント・システムが活性化した際の，乳幼児のアタッチメント対象（通常養育者）

への行動であって，その行動はアタッチメント対象との距離を短くすることに寄与する。たとえば養育者に這って近づいたり，養育者を呼んだり，泣いて養育者の接近行動を誘発するなどの行動である。

　第三に，アタッチメントは乳幼児の行動を制御している複数のシステム（行動制御システム〔behavior control system〕）の1つと概念化されている。このアタッチメント・システムは，痛み，恐怖，親との分離，見知らぬ人・場所など（アタッチメント・システムの活性化因子）により活性化して，2つの目標に向かう。

　第一の目標は外的な目標で，アタッチメント対象（通常，親）に接近することであり（たとえば，泣いて母親に駆け寄り抱きつく），第二の目標は内的なもので安全感を得ることである（母親に抱きついた乳幼児はほっとする）。感受性のあるアタッチメント対象（通常，親）は接近してくる乳幼児に慰めを与える（たとえば，しっかり抱きかかえ「大丈夫よ」と声をかける）。こうして目標が達成されると，アタッチメント・システムは脱活性化して，乳幼児は再び親から少しずつ離れて外界を探索できるようになる（探索システムの活性化）。このようにアタッチメント・システムとしてのアタッチメントは，乳幼児個体のなかに存在すると考えてよい。ちなみに，乳幼児期の行動制御システムはアタッチメント・システム以外に，探索（exploration）システム，親和（affiliation）システム，恐怖（fear/wariness）システムなどがあると考えられている。

　最後に，アタッチメント関係（attachment relationship）をアタッチメントと呼ぶとらえ方がある。この概念化は，乳幼児期における関係性の重要性と介入への応用可能性との観点から，近年盛んに使用されるようになってきた。アタッチメント関係とは，乳幼児と養育者との多様な関係性の領域のなかの1領域で，乳幼児が慰めを求めたときに養育者が精神的に滋養したり，情緒的に応答したり，安全を守ったりする領域のことをさす。アタッチメント関係について代表的な概念化モデルであるファン・アイゼンドーン（van IJzendoorn）の提案したそれを紹介しよう。ファン・アイゼンドーン（1995a）はアタッチメント形成に関する多くの実証的研究を用いて，乳幼児―養育者のアタッチメント関係を3つの要素によって概念化した（図6-1）。

　第一の要素は，親のアタッチメントについての精神的表象（parental mental

養育者の
愛着についての　　　　　　　　　　　　　　　　　　乳幼児の
心的表象・内的作業仮説 ━━━▶ 養育者の感受性 ━━━▶ 愛着についての
　　　　　　　　　　　　　　　　　　　　　　　　　心的表象・内的作業仮説

図5-1　乳幼児―養育者のアタッチメント関係についての理論モデル
(van IJendoorn, 1995)

representation of attachment）で，これが養育者のいわゆる内的作業モデル（Internal Working Model：IWM）である。内的作業モデルとは，ボウルビィ（Bowlby, 1969, 1980）が精神分析理論とサイバネティック理論を用いて，当初は乳幼児の内的表象について提唱した概念である。すなわち，乳幼児は主要なアタッチメント対象との関係をもとに自己を含んだ人々に対する期待，認知あるいは心的モデルを形成する。そしてこの心的モデルが新しい状況（たとえば幼稚園での先生との新しい関係）での知覚をオーガナイズし，その状況での行動を導くとボウルビィは仮説して，この心的モデルを内的作業モデルと名づけた。このように内的作業モデルとは，本来乳幼児期におけるアタッチメントについての心的表象を理論化するために導入された概念である。

　その後，アタッチメント研究が進展し成人のアタッチメントについての研究がアダルト・アタッチメント・インタビュー（Adult attachment interview：AAI）を用いて（Main et al., 1985）行われるようになると，乳幼児の内的作業モデルの研究と並行して，養育者のアタッチメントについての内的表象（内的作業モデル）についても実証的研究が進んだ。そしてボウルビィ（1969, 1980）が予測したように，養育者の内的作業モデルがアタッチメント関係の第二の要素である養育者の感受性（parental sensitivity，より具体的には乳幼児のアタッチメント行動に対する養育者の行動）に影響を与えることが多くの研究で明らかになってきた（Grossmann et al., 1988；van IJzendoorn ら, 1991；Fonagy et al, 1991；Crowell, & Feldman, 1991, van IJzendoorn et al., 1995a, b）。また多くの実証的研究から，養育者の乳幼児に対する感受性がアタッチメント関係の第三の要素である乳幼児―養育者のアタッチメント（infant-parent attachment）に影響を与えることも示されてきた（Ainthworth et al., 1978；Belsky et al., 1984；Grossmann etal., 1985；Isabella, 1993；van IJzendoorn, 1995a, b）。最後の要素である乳幼児アタッチメントとは，乳幼児の養育者に

対するアタッチメント行動と内的作業モデルを含んだ概念であり，乳幼児のアタッチメントの型にあらわれると考えられている（Sroufe & Waters, 1977, Bretherton, 1985）。これらの研究をもとにアイゼンドーンらは，アタッチメント関係のモデルを提出したが，このモデルはアタッチメントに臨床的問題が生じた場合，どのように介入するかを検討する際有益である（青木，松本，2006）。

さてアタッチメント研究家やアタッチメントに方向づけられた臨床を行う専門家たちは，アタッチメントをボウルビィ（1969，1980）が本来的に概念化したように乳幼児個体のなかに存するアタッチメント・システムとして定義することが中核的であると考えている（Ainsworth, 1978；数井，遠藤，2005）。またすでに記したようにアタッチメント関係もまたアタッチメント概念の重要な1つであるとも近年とらえられてきた（IJzendoorn, 1995a；青木，松本，2006）。そのため本章では，「アタッチメントの問題」をこの2つの概念のうえに整理したい。

2 「アタッチメントの問題」とは何か？

上述のように，本章では「アタッチメントの問題」を，「アタッチメント・システムの問題」と「アタッチメント関係の問題」ととらえ，この順序で記述する。

a 「アタッチメント・システムの問題」

アタッチメントを乳幼児個体の内部にある行動制御システムとしてとらえて，その制御システムに"不適応"が生じていると考えられる場合，「アタッチメントに問題がある」ととらえられる。この概念化における「アタッチメントの問題」には，2つの系列の研究があり，そのため2つのとらえ方がある。1つが，発達心理学におけるアタッチメント研究から生まれた概念であって，アタッチメントの型分類における非安全型をさしている。もう1つが，主に臨床研究から生じた「アタッチメント障害」の概念である。

(1) 発達心理学におけるアタッチメント研究から生まれた「非安全型」について

　ボウルビィ（1969, 1982）が独創的なアタッチメント理論を提出して以来，アタッチメントについての実証的研究いわゆるアタッチメント研究は，主に発達心理学の領域で爆発的に発展してきている（よくまとめられた成書として数井，遠藤，2005）。すなわちエインズワース（Ainsworth）らのストレンジ・シチュエーション（Strange Situation Procedure : SSP）を用いたアタッチメントの分類（1978），メイン（Main）らのアタッチメントの分類における Disorganized/Disoriented 型の発見（1990），そして成人のアタッチメントを分類する方法（アダルト・アタッチメント・インタビュー〔Adult attachment interview : AAI〕）の開発（Main et al., 1985）などの主要な研究が報告され，さらにこれらの評価法を用いた多くの研究が出されてきた。そして発達心理学の領域におけるこれらの莫大な量の研究により，主要な養育者への乳幼児のアタッチメント形成が，後の心理・社会的発達に大きな影響を与えることが明らかとなってきている。

　初期の主な研究手法は，乳幼児期にストレインジ・シチュエーション（SSP）を用いて養育者へのアタッチメントの型を分類し，この分類がのちの心理社会的発達とどのように関係するかを探求する方法であった。ちなみに SSP とは，実験室において乳幼児と養育者との分離・再会場面を行い，とくに再会場面（アタッチメント・システムが活性化している状況）での乳幼児の行動からアタッチメントの型を分類する検査法で，約 20 分を要する。SSP により乳幼児のアタッチメントの型は安全型と非安全型（回避型，抵抗型，D 型）とに分類される（これらの型分類については，紙面の関係上成書を参照してもらいたい：Ainsworth et al., 1978；数井，遠藤，2005；数井，遠藤，2007）。ちなみに被虐待乳幼児のアタッチメントの型は D 型である可能性が高いことがいくつかの研究により示されている（Carlson, et al., 1989；. Crittenden, 1985；Crittenden, 1993；Lyons-Ruth, 1996）。たとえば身体的虐待の場合，暴力を受けている乳幼児は身体的苦痛や危険を感じる。そのため子どものアタッチメント・システムは活性化して，本来ならアタッチメント対象である親に物理的に接近して安全感を得ようとするはずである。ところ

が，アタッチメント対象自体から暴力を受けているために，乳幼児が親に近づくことはかえって危険であり，アタッチメント・システムは根本的に機能しない。そのため，被虐待乳幼児のアタッチメント形成は深刻な打撃を受けて非安全型，とくにD型が形成されてしまうと考えられている。そして膨大な研究・調査により，非安全型とくにD型の乳幼児は安全型の乳幼児に比して，乳幼児以降（学童前期から成人期）の心理社会的発達の予後が悪い（攻撃性，対人関係，精神病理の発生などについて）との証拠が積み重ねられてきた。1例をあげれば，カールソン（1998）は月齢12カ月における子どものDisorganized/Disorientedのアタッチメントの型が，小学校・中学校での問題行動や青年期の精神病理および解離症状の危険因子であることを実証的に報告している。

　これらの研究の集積は，乳幼児期の非安全型は，後の心理社会的発達に対する危険因子である（安全型は保護因子である）ということを示している。したがってこの場合，アタッチメントの「問題」は「心理社会的発達の危険因子」であることを主に示している。

(2)　臨床研究に発するアタッチメント障害について

　したがって非安全型としての「アタッチメントの問題」は，精神病理や精神障害・疾病そのものをさし示してはいない（Sroufe, 1988；Zeanah, 1996）。そこで主に臨床領域における研究から，「アタッチメントの問題」が，将来の危険因子という概念ではなく，その時点ですでに精神病理としてあらわれている精神障害としてとらえる方向性が一方で生まれた。すなわち「アタッチメントの問題」を乳幼児期の「アタッチメント障害」と位置づけて診断し，治療・介入を行おうとする臨床的な方向性である。精神障害として同定するには，単一の検査法（たとえばSSP）のみで診断することは困難で，乳幼児の日常生活における問題行動の広範な評価が必要である。

　さて「アタッチメント障害」について，国際的に発表され認知されている診断名および診断基準は3つある。1つが『Diagnostic and Statistical Manual of Mental Disorders, 4th：DSM-IV-TR』（2000）にある「反応性愛着（アタッチメント）障害〔Reactive attachment disorder：RAD〕」であり（表5-1），これとほぼ同一の概念としてICD-10「精神・行動の障

第 5 章 | アタッチメントの問題とアタッチメント障害　117

表 5-1　DSM-Ⅳによる反応性愛着障害の診断基準

A	5歳未満に始まり，ほとんどの状況において著しく障害され十分に発達していない対人関係で，以下の(1)または(2)によって示される。
	(1)対人的相互作用のほとんどで，発達的に適切な形で開始したり反応したりできないことが持続しており，それは過度に抑制された，非常に警戒した，または非常に両価的で矛盾した反応という形で明らかになる（たとえば，こどもは世話人に対して接近，回避および気楽にさせることへの抵抗の混合で反応する，または固く緊張した警戒を示すかもしれない）
	(2)拡散した愛着で，それは適切に選択的な愛着を示す能力の著しい欠如（たとえば，あまりよく知らない人に対しての過度のなれなれしさ，または愛着の対象人物選びにおける選択力の欠如）を伴う無分別な社交性という形で明らかになる
B	基準Aの障害は発達の遅れ（精神遅滞のような）のみではうまく説明されず，広汎性発達障害の診断基準も満たされない
C	以下の少なくとも1つによって示される病的な愛着
	(1)安楽，刺激および愛着に対するこどもの基本的な情緒的欲求の持続的無視
	(2)こどもの基本的な身体的欲求の無視
	(3)第1次世話人が繰り返し替わることによる，安定した愛着形成の阻害（たとえば，養父母が頻繁に替わること）
D	A.　基準Cにあげた養育が基準Aにあげた行動障害の原因であるとみなされる（例えば，基準Aにあげた障害が基準Cにあげた病的な養育に始まった）

▲病型を特定すること：
　抑制型　基準A(1)が臨床像で優勢な場合
　脱抑制型　基準A(2)が臨床像で優勢な場合

害」マニュアル『International Statistical Classification of Diseases and Related Health Problems. Tenth version』（1992）にある「反応性愛着（アタッチメント）障害」と「脱抑制性愛着（アタッチメント）障害（Disinhibited attachment disorder）」である。最後に，ジーナーら（1996, 2000）が提案している「アタッチメント障害（Attachment disorder：AD）」（表5-2）がある。詳しくは成書（Zeanah & Boris, 2000；O'Connor, 2002；青木, 2008）に譲るが，DSM-Ⅳによる診断基準による反応性愛着（アタッチメント）障害とジーナーらの定義するアタッチメント障害との概要は，以下のようなものである。

　すなわち，最重度の虐待やネグレクトを受けた場合や，施設児で特定の職

表5-2 ジーナーらの愛着障害の診断基準とDSM-IVにおける該当

	障害	行動の特徴	DSM-IVにおける該当
選択的な愛着をもたない障害	感情的に引きこもった	養育者への愛着の証拠が認められず、慰めを求めるパターンが存在しない。情緒が制限されている。社交的な喜びや探求がほとんどない	反応性愛着障害抑制型
	無差別な社交性をもった	ほとんど知らない人に対して近づくこと、抱かれること、かかわることについての年齢に適した注意深さの欠如。見知らぬ人に慰めを求める。浅く、おそらく不安定な情緒	反応性愛着障害脱抑制型
安全基地の歪み	抑制された	特定の愛着対象はもつが、養育者がいるときに（養育者が不在の時はそういった特徴をあまり示さない）、見知らぬ人がいると情緒が制限され養育者に不安気にしがみつく。もしくは、おそれによって特徴づけられた抑制と、過服従と喜びの欠如した強度の用心深さ（警戒）がある	
	自己を危険にさらす	特定の愛着対象はもつが、この対象を危険をモニターするためには用いない。すなわち、無鉄砲で、事故を起こしやすく、関係性の文脈では攻撃的な行動を示す	
	役割逆転	特定の愛着対象はもつが、養育者の幸せ・安寧に強く早熟な関心を示す。自分自身や他者の世話をよくすると思うと、命令的で懲罰的行動を示すかもしれない	
	中断された愛着障害	以下の一連の行動の前に継続した養育者との分離がある。他者からの慰めを受け入れない。情緒的引きこもり、睡眠や摂食の障害、発達の退行	

員のかかわりが極端に制限されている場合、すなわち診断基準のCを受けた場合、乳幼児はアタッチメント対象すらもちえない状態となる。この最重症の病態が反応性愛着障害であると考えられている。そのためにジーナーらはこの病態を彼らの定義する愛着障害のなかの1分類として、選択的なアタッチメント対象をもたない障害（non-attachment）と定義した（表5-2）。反応性愛着障害をもつ乳幼児には、2つの問題行動の特性が報告されている。その1つは、抑制的・引きこもりの傾向の強い次のようなパターンである。すなわち、養育者へのアタッチメントの証拠が認められず、慰めを求めることがなく、情緒が制限されており、社交的な喜びや探求がほとんどないといったパターンである。この行動特性をもつ障害が、DSM-IVによる「反

応性愛着障害：抑制型」に相当し，ジーナーらの「non-attachment：感情的に引きこもった」に該当する。問題行動特徴の第二のパターンは，抑制型と好対照をなし，誰にでも無差別に接近するパターンである。すなわち，ほとんど知らない人に対して何のためらいもなく近づいたり，抱きついたり，慰めを求めたりし，浅く，おそらく不安定な情緒が観察されるという心理・社会的特徴を示す。この特徴をもつ障害が，DSM-IVによる「反応性愛着障害：脱抑制型」に相当し，ジーナーらによる「non-attachment：無差別な社交性をもった」に該当する。

　さらにジーナーらは，養育者に選択的にアタッチメントはしているが（したがって反応性愛着障害ではなく non-attachment でもないが），そのアタッチメントの質に重度の障害を示す病態を安全基地の歪み（secure base distortion）として，彼らの定義するアタッチメント障害のなかに位置づけた。安全基地現象とは，乳幼児は"ハイハイ"ができるようになる時期から，アタッチメント対象（通常，親）を安全基地としてそこからまわりの物理的世界を探索し，少し時間が経つとあるいは危険を感じると，親のもとに戻ってくる現象をいう（Lieberman & Pawl, 1990；Lieberman & Zeanah, 1995）。アタッチメントが障害されるとこの現象に歪みがみられることから，ジーナーらはこのアタッチメント障害の下位分類を安全基地の歪みと名づけ，さらに①抑制された，②自己を危険にさらす，③役割逆転の3つに下位分類している。

(3) アタッチメントの型分類とアタッチメント障害の関係

　ではここまで述べてきた，発達心理学の研究の成果であるアタッチメントの型分類と反応性愛着障害やジーナーらの定義するアタッチメント障害との関係はどのようなものであろうか？　臨床・支援にかかわるものにとってこの疑問は，重症度や予後などを評価するうえで重要な疑問である。この疑問についても反応性愛着障害の診断とジーナーらの定義するアタッチメント障害の診断研究が遅れているために，かならずしも十分な証拠をもって示せる段階にはない。しかしこれまでの種々の研究結果やアタッチメント障害概念の歴史から，ボリスとジーナーは，図5-2のような関連にあると推測している（Boris & Zeanah, 1999）。

〈アタッチメントの適応レベルの連続性〉
　　　適応的 ――――――――――――――――――――――――― 非適応的

Level1.　安全型
　――――→
　　　Level2.　非安全型（回避・抵抗型）
　　　　――――→
　　　　　　Level3.　非安全型（Disorganized）
　　　　　　　――――→
　　　　　　　　　Level4.　アタッチメント障害（安全基地の歪み）
　　　　　　　　　　――――→
　　　　　　　　　　　　Level5.　アタッチメント障害（non-attachment/RAD）
　　　　　　　　　　　　　――――→

図5-2　アタッチメントの型と「アタッチメント障害」との関係
　　　　ボリスとジーナーの仮説（Boris & Zeanah, 1999）

　アタッチメントを型分類や診断分類することは，愛着のカテゴリカルな区分けである。一方，愛着の適応度を１つのスペクトラムとしてとらえることもできる。たとえば愛着の型分類の１つである安全型は，非安全がより適応性が高いと考えられる。そこでボリスとジーナーは，左に行けば行くほど適応性が高く，右に行くほど適応性が低いスペクトラムのなかにアタッチメントの型分類とアタッチメント障害を配置し，これらの関係を仮説した。反応性愛着障害は適応度がもっとも低い位置に置かれている。

b 「アタッチメント関係の問題」

　本章ではアタッチメント関係について多くの実証的研究を基盤に概念化された，ファン・アイゼンドーンのモデル（1995a）をとりあえず用いることとし，その拡大モデルを仮説的に後に提示する。ファン・アイゼンドーンのモデルでは，以下の３つの要素アタッチメント関係を構成するとしている（図5-1）。
　すなわち，養育者の内的作業モデル，養育者の感受性，乳幼児のアタッチメントという３要素であり，上記の順番（図上左から右に）に影響を与えている

と考えられている。この関係に「問題がある」という場合，どの要素も非適応的であることと，個々の症例においてそれら3要素が少なくとも上記の順序で関係していることを示している。たとえば，養育者がアダルト・アタッチメント・インタビュー（AAI）によってアタッチメント軽視型（アタッチメントに関する情報に接近せず，アタッチメントの価値を軽視するタイプ）という「内的作業モデルの問題」をもつ場合，自分の乳幼児のアタッチメント行動に対して拒否的で，身体的な接触が少ないという「感受性の問題」が認められ，その結果乳幼児のアタッチメントは「非安全型の回避型（とくにアタッチメント・システムが活性化したときに，養育者への関心を回避する行動を示す）という問題」を有すといった具合である。今想定したアタッチメント関係の問題は，「アタッチメント・システムの問題」として非安全型・回避型であるために，上記のボリスとジーナーの仮説（1999）から，その問題の重症度は比較的軽症であると推測できる。最重症の「アタッチメント関係の問題」には，以下のような場合がありえよう。すなわち，ある養育者が被虐待歴をもち，それが内的に解決されておらず，AAIを行えば混乱した語り方を特徴とする未解決型という「内的作業モデルの問題」をもっている。そのため最重度のネグレクトが生じて（「感受性の問題」），結果乳幼児は反応性愛着障害と診断されるレベルの「アタッチメント・システムの問題」を有するにいたったといった状況である。

このように「アタッチメント関係の問題」を評価する場合，上記3要素についてそれぞれに評価し，これらの要素間の関係を見立てる必要がある。

「アタッチメント関係の問題」としてアタッチメントの問題を概念化する有益な点は，すでに述べたように，介入の際に「どの要素を入口としてアプローチするのか」という問題や「介入の効果はどれほどか」などすぐれて臨床的な問いに応用可能な点である。養育者の内的作業モデルを入口とした介入をめざす場合，乳幼児—親精神・心理療法を用いることができるであろうし（Lieberman et al., 2000；青木，松本，2006；青木，2012），養育感受性を入り口としたアプローチをめざして，相互交渉ガイダンス（Interaction Guidance）を選択しうる（MacDonagh, 2000）。内的作業モデルと感受性との両方を入り口とする方法としては，Circle of Security Program：CSP（Marvin et al., 2002）などがあげられよう。

M rep ⇄ M act ⇄ B act ⇄ B rep

rep：表象　　　act：相互交流的行動
M：養育者　　　M：乳幼児

図 5-3　基本的理論モデル（Stern, 1995）

　さてファン・アイゼンドーンのモデルでは，種々の研究をまとめ分析する方法として，養育者の内的作業モデル→感受性→乳幼児のアタッチメントという方向の因果関係を追っている。一方，乳幼児と養育者の関係一般についてのスターンとスターンのモデル（1989）（図 5-3）では，養育者の表象（M rep），養育者の相互交渉的行動（M act），乳幼児の相互交渉的行動（B act），乳幼児の表象（B rep）の 4 つの要素を概念化して，乳幼児—養育者の関係をそれぞれの要素が力動的に影響し合っている（図上の→は相互方向である）オープンなシステムであるととらえている。アタッチメント関係もより広い乳幼児—養育者の関係性の一部であると想定されるため，スターンらの定義する養育者の表象（M rep）のうちアタッチメントをテーマとした表象を内的作業モデル，スターンらのモデルにおける養育者の相互交渉的行動（M act）のうち，アタッチメントにまつわる（とくにアタッチメント・システム活性化時の）行動を感受性，とくにアタッチメント・システム活性化時の乳幼児の相互交渉的行動（B act）と乳幼児の表象（B rep）とを乳幼児のアタッチメントと想定することができる。このように仮説すると，ファン・アイゼンドーンのモデルに逆方向の因果関係（図上←）を加え修正したモデルを提示できる（図 5-4）。もちろんこの修正モデルの妥当性を検討するには，多くの研究による証拠を待たなければならない。しかし仮説的なこのモデルは，臨床上の問題に応用可能である点がすぐれている。たとえば，広範性発達障害（とくに発達の遅れをともなう）をもつ乳幼児と養育者の関係を臨床的に扱う場合などである。すなわち，臨床上発達障害児はアタッチメント形成に問題があることが見出され，メタアナリシスを用いた実証的研究などでもその方向に結果が一部出ている（Rutgers et al., 2004）。脳の問題から養育者を含めた対人関係に問題を生じると考えられる発達障害の乳幼児は，同病因からアタッチメント形成に問題を生じると考えられる。この乳幼児の「アタッチメントシステムの問題」が起因となり養育感受性

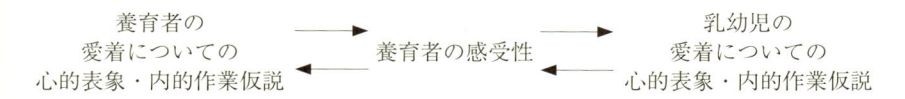

養育者の
愛着についての　　　　養育者の感受性　　　　乳幼児の
心的表象・内的作業仮説　　←――→　　愛着についての
　　　　　　　　　　　　　　　　　　心的表象・内的作業仮説

図5-4　乳幼児―養育者のアタッチメント関係についての理論モデル
（van IJzendoorn, 1995 を青木が改変）

が発揮されず（図上：乳幼児アタッチメント→養育者感受性），さらに場合によってはこの感受性―乳幼児アタッチメントの問題が養育者のアタッチメントをめぐる内的作業モデルに混乱を生じさせることも臨床上想定される。もちろん，そもそも発達障害児をもつ養育者が，非適応的な内的作業モデルを有している場合は，アタッチメント関係の問題はより複雑化・重症化する可能性があろう。

3　限界と今後について

　本章では，「アタッチメントの問題」を，乳幼児個体のなかに存する「アタッチメント・システムの問題」と，乳幼児―養育者関係に見出せる「アタッチメント関係の問題」とに大きく分けて整理した。前者の問題を，アタッチメントの型分類における非安全型（「問題」としては心理社会的危険因子）とアタッチメント障害（「問題」としては精神障害）として整理し，さらにそれぞれの問題の重症度・適応度についてボリスらの仮説を引用して示した。「アタッチメント関係の問題」としては，ファン・アイゼンドーンのモデルを用い，3要素の問題の評価や要素間の関係の見立ての必要性について述べた。またスターンらの関係性モデルから，臨床応用のためファン・アイゼンドーンのモデルの拡充版を提案した。繰り返しになるが，この拡充モデルの妥当性を示すには多くの臨床例の検討と実証的研究を待つ必要があろうし，この点，本章の限界の1つである。
　本章にはほかにも限界がある。1つにはアタッチメントの問題をスペクトラムとしてとらえる方法が，大きな柱としてはこの章に示されていない。この点についてはボリスとジーナーの仮説でその点を提示し，臨床事例を想定した際に簡単にふれたのみである。発達心理学におけるアタッチメント研究では，アタッチメントQ-sort（Waters, 1995）を用いて，安全型からの隔たりを測定する方法がある。またより臨床応用が容易な方法として，質問紙によるアタッ

チメントの適応度を測定する研究もわが国で進んでいる（数井, 2008；青木ら, 2007, 2008）。これら研究と範疇的分類（アタッチメントの型分類やアタッチメント障害）との関係について今後も多くの研究が期待され，それらの研究を基盤に「アタッチメントの問題」の程度についての概念化がより妥当性をもって行われる必要がある。

　さらに本章では，主に乳幼児期の「アタッチメントの問題」を議論したが，すでに述べたようにアタッチメントは人間の一生涯のテーマである。乳幼児期以降，とくに児童期以降の「アタッチメントの問題」についての概念化はとりあえず他の研究に委ねたい。児童期のアタッチメントは，その計測法が乳幼児期のそれに比して信頼性・妥当性の確立が遅れているために，「アタッチメントの問題」を議論，整理することはより困難をともなうことが予測される。

　また本章では，「愛着」ということばを使用せず，「アタッチメント」という用語にほぼ統一した。その理由はすでに記したが，「愛着」ということばを臨床学問的領域から削除することについて，臨床応用の面から反対の議論がありうるかもしれない。たとえば，われわれが会う養育者はアタッチメントということばは使わず，さらに臨床家も養育者に語りかけるときに，アタッチメントという用語は使用しないことが多いであろう。「愛着」ということばを残して，そのことばを臨床上定義し学問上に残そうという臨床家のなかにある強い動因は，この点から発していると推測できる。本章では「アタッチメントの問題」を整理することを主要な目的としたため，これらより基本的な議論は避けた。

　さて「アタッチメントの問題」の研究は，とくにその障害の研究はかならずしも欧米においてすら進んでいない（Zeanah et al, 2000；AACAP official action, 2005；青木, 2005, 2008）。アタッチメント関係についての概念化や研究も，とくに臨床領域では遅れている。したがって本章に提示した「アタッチメントの問題」の整理の方法も，準備的・仮説的なものである。「アタッチメントの問題」の概念化について，多くの臨床家・支援者や研究者の議論が喚起され，それらのなかから臨床応用可能なより洗練された概念化の方法が提出されることを期待する。

※本章は，2008年，『子どもの虐待とネグレクト』（第10巻第3号）に発表した論文を一部修正したものである。この後，とくに反応性愛着障害については，研究がすすんだ。ジーナーのグループやラターのグループらの研究を参照してもらいたい。

第6章
反応性愛着障害について

1 乳幼児期の「愛着の問題」について：2つの研究の流れ
――型分類と精神疾患・障害（発達心理学における愛着研究――非安全型について）

　乳幼児期の「愛着の問題」――すなわち，臨床や精神保健の領域で介入が必要と考えられる愛着の問題――に対する研究には，俯瞰すれば2つの流れがある。1つは発達心理学の領域において非安全型に分類される乳幼児の研究であり，もう1つが臨床研究における精神疾患としての「愛着障害」についての研究である。本章のテーマは後者であるが，まず発達心理学におけるいわゆる愛着研究について簡単にふれる。

　ボウルビィ（1969, 1982）が独創的な愛着理論を提出して以来，愛着についての実証的研究いわゆる愛着研究は，主に発達心理学の領域で爆発的に発展してきている。すなわちエインズワースらの愛着の分類（1978），メインらの愛着の分類における Disorganized/Disoriented 型の発見（1990），そして成人の愛着を分類する方法（アダルト・アタッチメント・インタビュー〔Adult attachment interview：以下，AAI〕）の開発（Main et al., 1985）などの主要な研究が報告され，さらにこれらの評価法を用いた多くの研究が出されてきた。そして発達心理学の領域におけるこれらの莫大な量の研究により，主要な養育者への乳幼児の愛着形成が，後の心理・社会的発達に大きな影響を与えることが明らかとなってきている。たとえば，カールソン（1998）は月齢12カ月における子どもの Disorganized/Disoriented の愛着の型が，小学校・中学校

での問題行動や青年期の精神病理,および解離症状の危険因子であることを実証している。これらの研究の集積から乳幼児期の非安全型は,後の心理社会的発達の危険因子である(安全型は保護因子である)ことが明らかとなった。すなわち,非安全型の乳幼児は「愛着の問題」をもっていると考えられる。このようにこれらの研究の基礎となっているエインズワースやメインが規定した愛着の型は,主にストレンジ・シチュエーションという約20分の検査法により同定される心理・社会的発達の予想因子として研究されてきたものである。したがって,概念的にも非安全型は精神病理や精神障害そのものをさし示してはいない(Sroufe, 1988 ; Zeanah, 1996)。たとえば,愛着の型分類は,乳幼児が特定の愛着対象を有していることを前提としており(focused attachment),その愛着対象への愛着のありようを分類している。ところが,以下に示すように,特定の愛着対象すらもたない子どもたち,すなわち反応性愛着障害に該当する子どもたちの病理は,発達心理学における愛着の型分類の研究において,念頭になかったと想像される。

　そこで愛着の問題がその時点で精神病理の中核となる乳幼児を,「愛着の障害」と位置づけて診断し,治療・介入を行おうとする臨床的な方向性が一方で生まれた。この精神病理は診断名・病名として,『Diagnostic and Statistical Manual of Mental Disorders, 4th : DSM-Ⅳ』(1994)が「反応性愛着障害」を,ジーナーら(1996, 2000)が「愛着障害」を提案しており,これら障害が本章のテーマである。

2　反応性愛着障害と愛着障害

　以下,精神病理としての愛着の障害について,その歴史,症状と診断,疫学,自然経過,評価,治療について述べる。ちなみに,最新ですぐれたレビューに『American Academy of Child and Adolescent Psychiatry』の official action としてボリスやジーナーを中心に作成された「Practice Parameter」(2005)がある。本章もこの文献を最重要のレビューとして参考にしている。

a 臨床研究における精神疾患としての「愛着障害」の研究の歴史と現況

臨床的アプローチが必要と考えられる精神病理としての愛着の障害についての研究は，1940年代のボウルビィ（1994），スピッツ（1945，1946）の研究にさかのぼることができる。その後この臨床的問題について，主に2つの対象の乳幼児に関する研究が進んだ。すなわち施設児についての研究（Goldfarb，1945；Spitz，1945，1946；Bowlby，1944；Provence et al，1962；Skeels，1966；Tizard et al，1974，1975；Tizard et al，1978）と被虐待・ネグレクト乳幼児についての研究（Gaensbauer et al，1979；George et al，1979；Herrenkohl et al，1981；Hoffman-Plokin et al，1984）とである。そしてこれら研究の集積のうえに，1980年『Diagnostic and Statistical Manual of Mental Disorders, 3rd (DSM-Ⅲ)』において「愛着の障害」が正式な診断分類として反応性愛着障害（Reactive Attachment Disorder：RAD）の名のもと初めて登場した。その後この疾患分類は改変され，『DSM-Ⅲ-R』（1987），『DSM-Ⅳ』（1994）のRADに引き継がれた。しかし同障害の診断基準についての研究は，DSM-ⅣによるRADの診断基準（表5-1参照）を用いたリッチャーら（Richters et al，1994）の症例検討まで皆無であった。

さて近年ジーナーらのグループは，DSMによるRAD診断基準を批判的に検討した（Zeanah，1996；Zeanah et al，1993；Zeanah et al，1994；Zeanah et al，2000；Boris et al，1998，2004）。本章では，彼らの批判的検討点を1点のみ示す。すなわち，RADは特定の愛着対象をもたない最重度の愛着の問題をもつ乳幼児の行動特性を記述していると考えられ，選択的な愛着対象は有するもののその愛着の質が病理の中核をなす乳幼児を含んでいないようにみえるとの検討である。そしてジーナーらは，新しい愛着障害（Attachment Disorder：AD）の診断基準を提案し改定を重ねている（Zeanah et al，1993；Lieberman et al，1995；Zeanah et al，2000（1995年版の日本語訳を表5-2〔『DSM-Ⅳ』における該当も含む〕に示す）。このジーナーらの愛着障害の診断基準は概観すると，『DSM-Ⅳ』のRADにあたる最重度の愛着障害に，愛着の問題をもった乳幼児の臨床記載であるSecure base distortions（安全基地の歪み，Liebermanら，1988，1990）を加えるかたちで構成されている。具体的にはジーナーら

による1995年版のADの診断基準は，3つに分類される（表5-2）。第一がDisorders of nonattachment（選択的な愛着をもたない障害）であり，これがほぼ『DSM-Ⅳ』のRADに相当すると考えられ，下位分類としてwith emotional withdrawal（感情的に引きこもった，『DSM-Ⅳ』によるRADの抑制型）とwith indiscriminate sociability（無差別な社交性をもった，『DSM-Ⅳ』によるRADの脱抑制型）があげられている。第二がSecure base distortions（安全基地の歪み）で，下位分類としてwith inhibition（抑制された），with self-endangerment（自己を危険にさらす），with role reversal（役割逆転），が挙げられている。第三がDisrupted attachment disorders（中断された愛着の障害）である。

　ジーナーらは臨床対象を用いてこの新しいAD診断基準とDSM-ⅣによるRAD診断基準とを比較・検討した（Boris et al, 1998, 2004）。その結果，おおむね彼らの診断基準，『DSM-Ⅳ』のRADともに評価者間信頼性は適切で，ジーナーらの診断基準について妥当性を与える準備的データも得られている。その研究の過程で彼らは診断基準のprocedural validity（評定法の妥当性）の確立をめざして，ADの診断のための構造化された2つの手順を開発した。1つが養育者に対する半構造化面接（Disturbance of attachment interview, 愛着ディスターバンス面接：以下DAI）（Smyke et al, 2000）である。DAIは彼らの診断基準の最新版（Zeanah et al, 2000）の各診断項目を養育者に質問・確認するかたちで構成されている。またDAIの評定は養育者の観察の偏りに左右される可能性があるために，彼らは乳幼児―養育者を直接観察する構造化された手順であるClinical observation assessment（臨床観察評価法：以下COA, Boris et al, 1995）を開発している。COAは彼らの診断基準のアイテムを行動として可能なかぎり観察できるようにつくられており，自由遊びに始まり，strangerの接近と抱っこから，怖いおもちゃの導入へと導き，養育者との分離・再会に終わる各エピソードで構成されている。ちなみにDAIの日本語版はわれわれグループがジーナーらの許可を得て翻訳している（八賀ら，2005）。

　さてわが国における愛着障害の研究は，RAD分類を用いた症例検討（前垣ら，2000），総論（庄司，2001；本城，2003；青木，2005, 2006；青木ら，2005），実証的研究（Tadano, 2003）などがまれに見出せるのみで，診断基準の検討

やジーナーらの診断基準に該当する症例報告はわれわれのグループの研究が1つあるのみである（青木ら，2005）。

b 愛着の型分類と愛着障害の関係

ではここまで述べてきた，発達心理学の研究の成果である愛着の型分類と反応性愛着障害やジーナーらの定義する愛着障害との関係はどのようなものであろうか？　この問題についても反応性愛着障害の診断とジーナーらの定義する愛着障害の診断研究が遅れているために，かならずしも十分な証拠をもって示せる段階にはない。しかしこれまでの種々の研究結果や概念的な推測からボリスとジーナーらは，第5章図5-2のような関連にあると推測している（Boris & Zeanah, 1999）。

愛着を型分類や診断分類することは，愛着のカテゴリカルな区分けである。一方，愛着の適応度を1つのスペクトラムとしてとらえることもできる。愛着の型分類の1つである安全型は，非安全型がより適応性が高いと考えられる。そこでボリスとジーナーらは，左に行けば行くほど適応性が高く右に行くほど適応性が低いスペクトラムの中に愛着型分類と愛着障害を配置し，これらの関係を仮説した。大きくは反応性愛着障害は適応度が低い位置に置かれている。

c 症状と診断

『DSM-Ⅳ』における反応性愛着障害（第5章表5-1参照）とジーナーらの提案する愛着障害（第5章表5-2参照）ともに，おおむね信頼性・妥当性をもって診断できるとの証拠は重なりつつある（Smyke et al., 2002；Zeanah et al., 2002, Boris et al., 2004）。反応性愛着障害診断の問題点の1つは抑制型の子どもと脱抑制型の子どもが同一の子どもで多い点である（Smyke et al., 2002；Zeanah et al., 2004）。今後さらに，とくに構造化された手続きを用いた診断の研究が待たれる。

鑑別診断および並存についてまず問題になるのは，精神遅滞である。反応性愛着障害の子どもは，認知発達のための適切な刺激や養育を受けていないために発達が遅れることが多いといわれている。適切な里親養育や施設養育によっ

て反応性愛着障害による発達の遅れは，是正されることが多いことから，鑑別が行われる．広汎性発達障害は鑑別すべき重要な疾患となる．実際，反応性愛着障害が疑われる施設児に広汎性発達障害の示す行動と同様のものがみられるとの報告がある（Rutter, 1999）．ICD-10 と AACAP のグループ（2005）とは両障害の鑑別法を次のように整理している．

　反応性愛着障害のほうが広汎性発達障害に比して，①社会的相互関係・反応性に正常の能力あり，②環境が改善すれば，社会性が改善する，③言語の遅れはありうるが，PDD のようなコミュニケーションの質的な偏りが少ない，④慢性で重度の認知の欠陥はなく，⑤行動，興味，活動が制限され反復的，常同行動が少ないなどである．

　次に，虐待の特異的病理が愛着障害と外傷後ストレス障害 PTSD であるため，虐待が発生したときの並存疾患として PTSD が注目される．しかし，反応性愛着障害の症状と PTSD の症状を同時にもった乳幼児についての報告はHinshaw-Fuselier らの症例報告（1999）のみである．今後の研究が待たれる．

d　疫学

　疫学についても，診断基準についての研究が遅れているために確立されたデータがない．反応性愛着障害は愛着対象すらもっていないと推測されているため，罹患率の多い疾患とは考えられない．リッチャーら（Richters et al. 1994）は論文で一般児童の罹患率を 1％以下と推定している．しかし一方極端に劣悪な環境での報告では，その罹患率の高さに驚かされる．Smyke ら（2002）ルーマニアの劣悪な環境での罹患率を 40％と報告している．ジーナーら（2004）は，ニューオリンズの被虐待児の調査で反応性愛着障害と診断がついた児は約 40％であった．わが国での唯一の実証研究である Tadano の施設子どもについての調査（2003）では，61％が反応性愛着障害（抑制型）と診断されている．

e　自然経過

　自然経過・予後についても証拠が不足しているが，以下のような証拠から予後は不良であると考えられる．1970 年代の施設児研究では，反応性愛着障害

と考えられる子どもたちの予後研究はある。ティザードらの調査（Tizard et al, 1974）では、教師の評価で8歳児の外向性症状が多く、16歳では35〜50％の子が反抗的で、いらつきが強く、同年代との暴力も多い。また愛着障害が疑われる施設児は大人によりかかわりをもち、同年代とのかかわりに困難である。1990年代のルーマニアの施設児の研究で、脱抑制型の反応性愛着障害の子どもは、反応性愛着障害ではなくなっても、里親との関係に障害があり（Chisholm, et al., 1995；Chisholm, 1998；Goldfarb, 1943, 1945；Hodges et al, 1978, 1989；O'Connor et al, 1999等）、里親に愛着しても11ヵ月後と39ヵ月後の調査では、無差別的社交性が残ることが報告されている（Chisholm et al., 1995；Chisholm, 1998）。

f 評価

この障害の評価としてもっとも重要な点は、子どもの行動の観察である（O'Connor et al, 1999, Zeanah et al., 2000, AACP, 2005）。この障害の特徴的行動の有無を評価するために、直接観察には、主要な養育者への愛着行動や愛着パターン、見知らぬ人に対する反応などが含まれる。これら直接観察は構造化されたかたちで行われることが望ましい（Boris et al., 2004；1999；Zeanah et al., 2000；青木ら、2005；AACAP, 2005）。また、他機関からの情報の聴取を含め、子どもの養育歴に対して包括的に調べる（とくに被虐待歴の有無）ことは欠かせない（Zeanah et al., 2000：AACAP, 2005）。発達・言語・医学的なスクリーニングも、ハイリスク群に発生する可能性の高いこれら子どもには必要とされている（AACAP, 2005）。養育者の養育行動と子どもに対する認知の評価も行われることが望まれる（O'Connor et al, 1999；Zeanah et al., 2000：AACAP, 2005）。

g 治療

「病的な養育」がこの障害の病因であり、精神病理の重症度も重いと考えられるために、虐待の通報を受ける機関（児童相談所など）への報告が第一の緊急的介入となる（O'Connor et al, 1999；Zeanah et al., 2000；AACAP, 2005）。そのうえで、愛着の適応的な形成を促すために、情緒的および物理・身体的に

子どもを世話できる養育者を実際に提供することが必要となる（O'Connor et al., 1999；Zeanah et al., 2000；AACAP, 2005）。より具体的には，子どもを養育環境から分離した後に施設や里親による養育を提供することである。このように少なくとも米国においては，反応性愛着障害の場合，養育者からの分離がほぼ前提になっているといってよかろう。介入の効果研究としては，ルーマニアの劣悪な環境が病因となり生じたこの障害の子どもが，里親に児童が移されることによって症状が改善するとの研究がある（Zeanah et al., 2002；2004）。

　安全な環境が与えられた後に，乳幼児の適応的な愛着を形成するために，養育者との陽性の相互交流（関係性）を育てることが勧められている（O'Connor et al., 1999；Zeanah et al., 2000；AACAP, 2005；青木ら，2006）。分離されている場合には，代理養育者すなわち施設職員や里親を協同治療者としてアプローチする（Hart et al, 2000）。一方で，虐待者との再統合を目標として（あるいは在宅の状況にある場合も），多元的・包括的な介入が，そのリスクの高さゆえに必要とされている（Zeanah et al., 1998）。その多元的介入の中心の１つとなるのが，養育者との愛着関係の改善を目標とした乳幼児―親治療である（Zeanah et al., 2000；AACAP, 2005；青木ら，2006）。乳幼児―親治療の技法としては乳幼児―親精神療法・心理療法（Lieberman et al., 2000；Lieberman et al, 1999；青木，2005；青木ら，2006），相互交渉ガイダンス（MacDonagh, 2000）などがある。とくに乳幼児期については子どもへの個人治療は，付加的な程度の意味しか与えられていない。というのも，乳幼児に表象の発達の限界があることや（Cicchetti et al, 1995），介入による効果研究から，乳幼児個人を標的とした治療は乳幼児の愛着の改善についてもっとも有効性が低いという所見（van IJzendoorn, 1995）が得られているためである。

　AACAPの「Practice Parameter」（2005）では，いくつかのデータから（Brestan et al., 1998など）反応性愛着障害で，かつ攻撃的行動をともなう場合は，反抗挑戦性障害や行為障害の治療モデルを加えることはある程度有効であるとしている。一方，反応性愛着障害とそれら障害との鑑別や併存については研究はないことも指摘している。

　さて，AACAPの「Practice Parameter」（2005）やO'Connorら（1999）は，是認・推薦されない治療法として，身体的強制・抑制をともなう「治療的抱擁

〔therapeutic holding〕」（Cline, 1992）。「再誕生（rebirthing）治療」「再愛着のための退行の促進」をあげている。効果の実証的研究がないうえに，死を含む身体的障害を招いたとの報告があるためである（Adams, 2002）。

3 わが国における研究・臨床課題

　わが国において，現在かならずしも愛着障害という概念が広く周知されて受け入れられているとはいえない状況にある。したがって，わが国における重要な課題の1つは乳幼児精神保健の領域で「愛着障害」という視点の重要性が認められる点にあるといえよう。その意味でも，本章において，愛着障害が取り上げられたことは意義深い。多くの研究が残されているが，この障害の重要性を明確にしていくために，その一部を述べる。

a　診断・評価について

　『DSM-Ⅳ』の反応性愛着障害についても，ジーナーらの提案している愛着障害についても，欧米において診断基準の信頼性・妥当性の検討が進んでいるが，わが国においてこれら研究は，われわれグループの研究がほとんど唯一といってよい状況にある（青木，2005；青木ら，2005）。まず，症例研究の検討が積み重ねられる必要がある。その際構造化された評価・診断法が用いられることが望まれる。これら症例検討の後に，わが国においても診断の実証的研究が待たれる。

b　介入と養育について

　明確な診断にもとづいた介入や施設養育についての症例検討の積み重ねが待たれる。その際介入・養育について，愛着に方向づけられた介入理論の検討は重要であろう（青木ら，2006）。さらには欧米においてすら，まだ行われていない，介入の実証的研究が将来行われる必要がある。

c　発達的精神病理の研究

　『DSM-Ⅳ』の反応性愛着障害もジーナーらの提案している愛着障害も，こ

れら障害が定義されているのは，乳幼児期から小児期早期のみである。したがってもっとも興味深い臨床的，研究的疑問の1つは，「乳幼児期以降にこれら障害は，どういった発達病理を描くのであろうか？」との疑問である。特異的ないくつかの疾患（たとえば，反抗挑戦性障害，行為障害，人格障害など）に発展するのであろうか？ あるいはそういった特異的障害は，同定されないのであろうか？ これら疑問の解決は児童・青年期および成人期の臨床を行ううえで重要な鍵の1つとなりうるかもしれない。

※本章は，2006年，日本乳幼児医学・心理学会『乳幼児医学・心理学研究』15(1)に発表した論文を一部修正したものである。

第7章

乳幼児期の愛着障害
―― 3症例による診断基準の検討

1 児童青年精神医学とその近接領域

　近年ジーナーらは，乳幼児期の愛着障害について『DSM-IV』の反応性愛着障害（Reactive attachment disorder：RAD）の診断基準を批判的に検討し，新しい愛着障害（Attachment disorder：AD）の診断基準を提案して，信頼性・妥当性の研究を進めている。わが国においては愛着障害の診断基準を検討した研究はほぼ皆無である。そこでわれわれは，外来を受診しジーナーらの定義するADと診断された3症例を検討した。方法は3症例をジーナーらが開発したDisturbance of attachment interview（DAI）とClinical observation assessment（COA）によってADと診断した過程を示し，次に3症例が『DSM-IV』のRADに該当するかを判定し，最後に診断の妥当性について検討するためにいくつかの検査（ストレンジ・シチュエーションなど）を施行した。その結果，第一に3症例ともジーナーらの定義するADと診断され，わが国の症例によってもADが確認された。第二に3症例は他の検査から愛着の問題があることが理解されたため，「愛着の障害」と診断されたことは妥当であると考えられた。第三に3症例はいずれも『DSM-IV』のRADには該当しなかったため，RAD診断基準を用いた場合，一部の「愛着障害」しか診断されないことが示唆された。

　第6章の「1　乳幼児期の『愛着の問題』について：2つの研究の流れ」で述べたことをふまえて，本研究の目的は次のとおりにする。

　第一に症例検討を通してジーナーらの定義する乳幼児期愛着障害の存在をわ

が国において確認すること，第二にそれらの症例における診断基準の妥当性を検討すること，である。方法はDAI，COAと治療初期の乳幼児の行動観察をもとにジーナーらのADと診断された3症例についてその診断の過程を提示し，次にこれら3症例のDSM-Ⅳ診断を検討する。さらに治療前の他の評価法，具体的には，ストレンジ・シチュエーション，子どもに対するワーキングモデルインタビュー（Working Model of the child Interview）（Zeanah et al., 1989 ; Zeanah&Benoit 199 ; Zeanah, Benoit et al., 1994）などにより，この3症例が「愛着障害と呼ぶにふさわしいか否か」，すなわちジーナーらの診断基準の3症例における妥当性について検討する。

1 対象および方法

a 対象

対象は乳幼児専門外来に受診し，DAI，COA，治療初期の乳幼児の行動観察により，ジーナーらのいう愛着障害（AD）と診断された3症例である。

b 方法

(1) 診断過程

3症例の現病歴と診断過程を示す。診断はDAI，COA，治療初期の乳幼児の行動観察によりなされた。

(2) 他の治療前評価法

①ストレンジ・シチュエーション（Strange situation procedure：SSP）

（Ainsworth et al., 1978 ; Main et al., 1990 ; Cassidy et al., 1992）

ストレンジ・シチュエーションは，エインズワースら（1978）によって開発された愛着の型分類を行う評価法で，妥当性や信頼性が高いことがすでに確認されている。エインズワースらは月齢12カ月から20カ月の幼児について評価システムを開発し，愛着の型として安全型，回避型，抵抗型を分類した。メインら（1990）はこれらの型にさらに不適応なDisorganized/Disorientedの型を加えた。キャスディとマーヴィン（Cassidy & Marvin, 1987, 1990, 1991, 1992）は小学校前の児童の評価システムを開発し，分

類としては安全型,回避型,両価型,Controlling/Disorganizedとした。このシステムに関する適切な信頼性・妥当性の研究がなされている。(Achermann et al., 1991 ; Bretherton et al., 1990 ; Cassidy&Berlin et al., 1990 ; Fagot et al., 1996)。

われわれはこの評価法を実施しビデオ録画を行った。評定の方法として,月齢12〜20カ月の対象児にはエインズワース,メインのシステムを用い,21〜48カ月の子どもにはキャスディらの評価システムを用いた。評価者は,研究の意図にブラインドで,エインズワース,メインの評価システムとCassidyらの評価システムともに評価者としての資格を得ている。

②子どもの行動チェックリスト——親用:1.5-5.0 (the Child Behavior Checklist : CBCL) (Achenbach et al., 2000 ; 児童思春期精神保健研究会訳, 2002)

CBCLは信頼性・妥当性が確立されている質問紙で,100の項目からなり内向尺度,外向尺度,総得点で構成される。CBCLによって子どもの行動および情緒の問題を測った。CBCLは治療前の評価として母親が記載したものである。

③ Strucure Caregiver-Child Intoraction Procedure (Crowell&Feldman, 1988 ; Crowell, Feldman et al., 1988 ; Zeanah, Larrieu et al., 2000)

Strucure Caregiver-Child Intoraction Procedureは,乳幼児―親の関係性のなかで観察可能で,しかも行動的な相互交渉の広い領域を評定する評価法で,クロウウェルとフェルドマン (Crowell & Feldman, 1988) によって開発された (Zeanah & Larrieu et al., 2000 ; 井上ら, 2003)。同方法はジーナーおよびラリューら (Larrieu et al, 2000) によって年齢の幅をより広く(月齢12〜54カ月)評価できるように改定され,本研究ではそれを用いた。この評価法は6つのエピソード,すなわち,自由遊び,後片づけ,シャボン玉遊び,4つの課題,分離,再会より構成され,乳幼児―親の相互交渉の広い範囲を評価できるようにつくられている。われわれはこの評価法を施行しビデオ録画を行った。このビデオを後に観察して『Diagnostic Classification of Mental Health and Early Childhood : DC : 0-3』(1994 ; 本城と奥野による訳本, 1997) のAppendix 1にある,親子関係の包括的評価尺度 (Parent-Infant Global Assessment Scale : PIRGAS) により評定した。

この尺度は親子関係の適応度を10〜90点で評定する間隔尺度で，信頼性・妥当性の研究が進んでいる（Aoki et al., 2002；von Hofacker et al., 1998；Thomas et al., 1998；Boris et al., 1998）。

④子どもに対するワーキングモデルインタビュー（WMCL）（Zeanah et al., 1989, 1995；Zeanah&Benoit et al., 1994）

　WMCIはジーナーらによって開発された半構造化された親に対するインタビューで，親の乳幼児についてのあるいは乳幼児との関係についての認知・表象を評価するものである（Zeanah et al., 1995；Zeanah&Benoit et al., 1994）。インタビューの内容は，対象児の性格，親と対象児との関係やもっとも扱いづらい点などを親の体験を重視して質問していく。評定システムは，語りの特徴，情緒のトーンが評定され，最終的に物語の構成として親の表象を3つに分類する（バランスのとれた表象〔Balanced〕，気持ちが引いた表象〔Disengaged〕，歪んだ表象〔Distorted〕）。米国においてその高い妥当性・信頼性が報告されている（Benoit et al., 1997；Zeanah et al., 1995；Zeanah&Benoit et al., 1994）。この評定は筆頭筆者により行われたが，筆頭筆者はこの評定法をつくったジーナーのもとで3年間訓練されている。

⑤ CES-D Scale (the Center for epidemiologic studies depression scale：CES-D Scale)（島，1988）

　母親の抑うつ傾向を測定するために用いた。CES-D Scaleは，うつ病をスクリーニングするための自己記入式質問紙で20項目からなっている。この検査の信頼性・妥当性は確立されている。

⑥日本版STAI (State-Trait Anxiety Inventory：STAI)（水口ら，1991）

　母親の不安を測定するために用いた。STAIは，刻々と変化する状態に不安になりやすいかどうかの性格傾向（特性不安）を測定できる自己記入式質問紙で，それぞれ20項目からなっている。この検査の信頼性・妥当性は確立されている。

⑦ Diagnostic and Statistical Manual of Mental Disorders, Fourth Edition, DSM-IV（1994）

　母親の精神科診断をDSM-IVで行った。

⑧ Kansas marital satisfaction scale（Schumm et al., 1986）

夫婦関係を評価するために用いた。Kansas marital satisfaction scale は3項目について「非常に不満」から「非常に満足」までの7件法で回答する自己記入式質問紙で，信頼性・妥当性が確立されている。

3　結果

以下3症例の現病歴および母親の生活歴はプライバシー保護のため一部変更されている。また論文の症例報告について両親からの書面による同意を得ている。なお，症例の評価結果などは表7-1に示した。

表7-1　症例の評価結果

			A子・母親B	C子・母親D	E男・母親F
子どもの属性	性別		女	女	男
	初診時月齢		24カ月	24カ月	19カ月
子どもの評価	診断	DSM-Ⅳ	該当する診断なし Reactive attachment disorder ではない	分離不安障害 Reactive attachment disorder ではない	該当する診断なし Reactive attachment disorder ではない
		Zeanah :attachment disorder	AD:Secure base distortion with role reversal	AD:Secure base distortion with self-endangerment	AD:Secure base distortion with self-endangerment
	SSP		Disorganized	Disorganized の疑い	Disorganized
	CBCL	内向尺度	31点	23点	36点
		外向尺度	56点	55点	39点
母子の関係性	PIRGAS	筆頭著者	40点	55点	25点
		共同筆者	35点	50点	20点
	WMCI		Distorted confused	Distorted confused	Distorted confused
母親の評価	CES-D		47点（気分障害群）	29点（気分障害群）	49点（気分障害群）
	STAI	特性不安	77点（非常に高い）	62点（非常に高い）	62点（非常に高い）
		状態不安	73点（非常に高い）	72点（非常に高い）	69点（非常に高い）
	診断	DSM-Ⅳ	大うつ病性障害	解離性健忘	大うつ病性障害・恐怖性障害

a 初診時24カ月の女児A子と母親B（28歳）

(1) 主訴・現病歴

①主訴：母親からの聴取

　母親Bの主訴は、「子どもを可愛く思うことができずつらく当たってしまう。子どもをたたく、どなるなどしてしまう。ゆううつで意欲がなく、変なものが見える」などの訴えである。母親によると、A子は攻撃的、衝動的で言うことを聞かない。

②現病歴と母親Bの生活歴

　母親Bには、中学頃から時に幻視が出現した。幻視の内容は、その場の情景が消えてほかの場面、たとえば自分が友だちと話している情景やピエロのようなものが見えるなどであった。この幻視は頭痛をともなっており、30秒ぐらいで消失するのがつねであった。またこの幻視はその後ほとんど気にならない時期もあったが、われわれのクリニックを受診するまでに月に一、二度は出現していた。

　Bは23歳で結婚したが当初より夫婦間の葛藤が強く、25歳頃からは夫からの暴力が始まった。その頃からBは意欲の低下と抑うつ気分を感じ、近隣のZ精神科クリニックを受診し、抗うつ薬と抗不安薬による薬物療法を受けた。その後われわれのクリニックの初診までに、大量服薬とリストカットを各1回ずつ行っていた。Zクリニックに通院を始めた年の暮れに妊娠が判明したため薬物療法は中断された。妊娠・出産は正常で、新生児のA子にも身体的問題は認められなかった。出産後幻視は一時ほぼ消失し、Bは何とか育児をこなしていたが夫との葛藤状況は続き、抑うつ・不安状態が悪化した。そのためBは徐々にA子を無視しがちとなり、時にはいらだってどなったり、週に2、3回はA子の手や頭をたたくようになった。

　Bによると、A子は月齢5、6カ月頃から怒りっぽくなり、些細なことで物を投げる（母親に向かって投げることもあった）などの行動が目立ち始めた。月齢7カ月でA子は保育園に入園したが、その当初より友だちを突き飛ばす、嚙みつくなどの攻撃的行動が報告された。月齢12カ月を越えるとA子は母親の指示にほとんど従わなくなり、買い物にいくと毎回機嫌が悪く床に寝て大暴れするなどの行動が頻繁にみられるようになった。月齢14カ月で

A子が喘息で入院し、Bはそのほかの種々のストレスも加わり不安・抑うつがさらに悪化し幻視も再燃した。A子の退院後、Bはほぼ毎日2，3時間はA子をどなりつけたり、時には顔や頭をたたくようになり、そのためA子が泣いてもほとんど無視していた。その頃からA子には、母親にしがみつく、噛みつく、あるいは母親の目の前で自分の首を絞めるなどの問題行動や、少しでも注意されると「ごめんね、ごめんね」と繰り返すなどの「大人の機嫌をとる」（母親の面接より）行動もあらわれた。

BがA子のことをBが通院している主治医に相談したところ、われわれの乳幼児専門外来を紹介され、A子が月齢24カ月で母子で受診した。

(2) 愛着障害への診断過程

Disturbance of attachment interview (DAI) と Clinical observation assessment (COA) を施行した。DAIで母親は、A子が母親、母方祖母の順で好きであると話し、たとえば知らないところに行くと母からあまり離れないと答えた。COAでは、こわいおもちゃが入ってくると検査者の後ろをすり抜けて母の方向に歩み寄る行動が観察された。さらには検査者に対して軽度の警戒の後に（無差別的な社交性はないため、RADの脱抑制型ではない）、少しずつ相互的な遊びを展開できる能力を示した（RADの抑制型でなはない）。これらDAI、COAの結果からA子はDSM-Ⅳの反応性愛着障害ではなく、また少なくとも母親への愛着は確認されることからジーナーらの診断基準のnon-attachmentではないと判断された。

DAIで母親Bは、A子の役割逆転の行動を語った。すなわち、A子がつねに母親に気を遣っており、母親が少しでも滅入ったり泣いたりすると、「泣かないのよ、Aがついているから」「大丈夫だよー」とかならず慰めるなどの行動をとっていた。また過去に熱い、あるいは痛い体験をしているのにもかかわらず、ろうそくの火にさわろうとする、高いところから（大人の椅子やベッドから）飛び降りる、などの危険な行為をすることが話された。

またCOAの分離—再会場面でも、Disorganized/Controllingな行動が観察された。すなわち、A子は母親の入室後、急にぐるぐると円を描くようにさまよい走り、その後Controllingな遊びを行った。Controllingな遊びとは、たとえばA子が母親に車のおもちゃを渡して自分のしたいように

母親に命令してその車で遊ばせ，それがうまくいかないと「エー，エー」と叫び出すような行動である。治療初期のセッションでも，役割逆転やControllingな遊びの行動が頻繁に観察された。たとえばA子が月齢29カ月のあるセッションで，A子はBの頭と顔が隠れるようにプラスチックの箱をかぶせ，その上から頭をたたいた。そして「嫌い！」と言って，Bが何か返答すると「黙ってろ！」と叫び，Bから離れた。Bがプラスチックの箱を頭からとって床に置くと，すごい剣幕で母親に近づき「かぶってなさい！」と命令した。こういったControllingな遊びの行動が繰り返された後，Bが「お母さんのこと嫌いなんだ」とささやくと，A子は「ごめんね，ごめんね」と言って，Bの肩をなで慰める行動を繰り返した。またA子はBの毎食後と就寝前の薬を毎回，Bの口に入れて飲ませていることがBから報告された。

上述した検査所見やBへの面接による情報から，A子はジーナーらの診断基準により，安全基地の歪み：役割逆転（Secure base distortion with role reversal），自己を危険にさらす（Self-endangerment）傾向もありと診断された。またA子はDSM-ⅣのRADではないと評価され，DSM-Ⅳに該当する診断はなかった。

(3) 他の治療前評価（表7-1）

① A子の評価

1) SSPでの愛着の型：Disorganized

第1回目の再会場面では母親をちらりと見た以外は黙々と1人で遊び，回避的傾向が強かった。しかし2回目の再会場面では，Bとはじめは遊ぼうとするものの急に「いやだー」と言って床に寝転びかんしゃくを起こし，その後Bに近づいてその膝をたたくなどの攻撃的行動を示した。2回目の再会場面での感情緒整の悪さと，1回目・2回目の再会場面での統合性のなさからDisorganizedと判断された。

2) 問題行動：CBCL（母親による）

内向尺度＝31点（T得点が80点），外向尺度＝56点（T得点が94点）で共に高値を示した。内向尺度としては，依存分離尺度，不安神経質尺度が高く，外向尺度としては，反抗尺度のすべてのアイテムを母親は「よくあては

まる」としていた。
3) 脳波検査
　頭頂，後頭，後側頭部にδ波の左右差を認めた。このため，頭部MRI検査を施行したが頭蓋内に異常は認められなかった。
② A子—Bの母子関係の評価
1) 相互交渉の評価：Clinical Problem-solving Procedure
　相互交渉の評価をA子が月齢26カ月時にClinical Problem-solving Procedureで行った。自由遊び場面では，母子ともに陽性の情緒が低かった。A子は多くはないが母親と相互的遊びを行うこともあったが，上述したようにControlling（命令的・操作的）な傾向が強かった。A子はまた片づけのエピソードでBの指示にまったく従わず，「いやだー」と叫び，身をくねらして泣き出し，ドアのほうに行って部屋を出ようとした。その後Bはあきらめたように自分ですべておもちゃを片づけた。これらの観察からBの限界設定，A子の協力という関係性の領域がうまく機能していないことと，A子の情緒調節の悪さとが明らかとなった。連続する4つの課題場面では，A子は課題に真剣に取り組んでBもヒントを与えはするが，達成した喜びなどの陽性の情緒はほとんど両者からみられずtask-oriented（課題達成志向的）であった。
　主治医である筆頭筆者がStructured Cavegiver-Child Interaction Procedureを用いてA子—Bの関係性の適応度を，DC：0-3のParent-Infant Relationship Global Assessment Scale（PIRGAS）で評定した。結果は40点「妨げられた」であった。共同筆者の1人がこの研究の意図と他の検査にブラインドな段階でPIRGASによる評定を行ったところ，結果は35点であった。
2) 母親Bの表象の評価：Working model of the child interview（WMCI）
　BのA子についての，あるいはA子との関係についての表象を評価するため，Working model of the child interview（WMCI）を行った。
　BはA子のパーソナリティ，A子との関係について適切なレベルで具体的エピソードを語ることが可能であった。しかしその内容は，A子の性格については乱暴，短気，内弁慶など，攻撃的で衝動的という側面のみが語られ，

A子との関係については悲しい，苦しいなどの陰性の側面のみが強調されており，そのような陰性の情緒にBが圧倒されていることが明らかであった。またA子が母親である自分を必要としていることは語られたが，「自分は，A子をまったく必要としていない」と語り，BのA子に対する情緒的結合の希薄さも際立っていた。これらの所見から筆頭筆者が行ったBのA子についての表象の分類は，Distorted confused（歪んだ表象；混乱している）であった。ただし，このインタビューではRole-reversal（役割逆転）の傾向はほとんど認められなかった。

③母親の評価

1) 家族歴に対する質問紙と面接より

Bは2人きょうだいの次女であり，幼小児期には父方祖母，父方叔父と同居し，経済的に苦しかったこともあり，「つねに家族に気を遣って生活してきた」という。Bの父母ともにBに対して激しく叱ることが多く，母親は夜に水商売で働いておりBに接する時間は短かった。現在の父母との関係についての質問紙でBは，「いまだに父母は，私のやることをすべて批判する」「いまだに私は父母を困らせないように一生懸命である」と答えている。

2) 抑うつ　　CES-Dにて47点：気分障害群

3) 不安

STAIにて特性不安 = 77点，状態不安 = 73点で，ともにV群で，「非常に高い」

4) 精神科診断　　DSM-IVにて#1.大うつ病エピソード，#2.部分てんかん

5) 脳波検査　　異常の脳波

Basic patternは，後頭部中心の11Hzのα activity。Paroxysmalとして，(1)頭頂，中心，後頭部の左にSpikeがまれに出現。(2)後頭部にdiffuseにθ burstが認められた。

6) 夫婦間家についての質問紙

Kansas marital satisfaction scaleにて結婚自体への満足度，夫への満足度，夫との関係への満足度について，どれも「やや不満」と7段階中の3と回答している。Bによると，「夫は気が短くキレると暴力もするが，普段は優しいことが多い」と語った。

b　初診時24カ月のC子と母親D（24歳）
(1)　主訴・現病歴
①主訴：母親からの聴取

　C子の自傷行為，同年代の友だちや母親に対する攻撃的行動，母親へのしがみつき。

②現病歴・母親Dの生活歴

　Dには，幼児期から小学生高学年まで暴力の目撃の歴史がある。その内容は，父方叔父が毎週のように家にやってきて金の無心を行い，それがかなわないとDの父母に暴力を振るい，時に骨折を負わせるなどの行為であった。Dが中学生になってからは両親の夫婦関係が悪化し，Dは母親から心理的虐待を受け始め，初診時現在までその傾向は続いていた。

　Dは22歳のとき，ある男性と別れようとしていた矢先，その男性との間にC子を妊娠した。そのため当時，Dが「頼ることができる」と感じていた別の男性と別れ，C子の父と結婚した。Dは結婚直後からゆううつでいらだち，出産後もC子にほとんどかかわることができなかった。C子は月齢7カ月の頃から「しがみつき」が始まり，同時に言うことをなかなか聞かないためにDのいらだちは悪化した。C子が月齢12カ月前後からDのC子に対する怒りが爆発して「殺してもよい」と感じ，大声でどなったり，泣き声を聞きたくないために押入れに閉じ込めたり，たたいたり（主に臀部を平手でたたく），などの虐待が始まった。

　以上の虐待行為については，治療経過のなかでDが思い出して主治医に語ったものである。Dは虐待をしていた記憶は断片的で，「本当はもっとひどいこともしていたかもしれない」と話した。月齢14カ月頃から，C子はDにちょっとした注意を受けたとき，あるいは明確なきっかけもなしに危険な行為を行うようになった。すなわち，自分の手を嚙む，走って行って頭を思い切り壁やガラスに打ちつける，頭を床に強く打ちつける，フライパンで自分の頭をたたく，などの行為である。この自傷行為は徐々に悪化して，24カ月でわれわれのもとに受診したときには，ほぼ毎日平均3，4回みられた。またDに対する「しがみつき」も強くなっていった。DはC子との関係に疲れ，さらに夫との葛藤も強かったために不安・抑うつが悪化し，希死

念慮も出現した．Dは地域の保健師に相談し，われわれの乳幼児専門外来を紹介されて受診した．

(2) 愛着障害への診断過程

Disturbance of attachment interview (DAI) と Clinical observation assessment (COA) を施行した．DAIでDは，C子が最近（ここ1カ月）は祖父が大好きで，「祖父が来ると言うと遅くまで起きていて，見ると飛びつく」と語った．また最近，C子はけがをした自分の手を母親に見せる，知らない人を見ると照れて母親の後ろに隠れると報告した．しかしDAI施行の1カ月より以前は，知らない人にもすぐ近づいて膝に乗る，手をつないで行ってしまうことが普通にあったと母親は答えた（Non-Attachment, indiscriminate sociability 選択的愛着の欠如，無差別的社交性の疑い）．

COAでこわいおもちゃが入ってくると，「マーマー」といってDに一目散に駆け寄り膝によじ登った．また検査者が入ってきたときには母親の後ろに隠れたが，その後は少しずつ検査者に近づき，相互的遊びをした（つまりC子には無差別的社交性はなく，RADの抑制型の傾向もない）．これらによりC子がその時点でRADではないことと，少なくともCOA施行時点において母親への選択的愛着が認められることから，ジーナーらのnon-attachmentではないと判断した．

COAの二度の分離—再会場面でC子は，Dが部屋に入ってくるとはじめは笑顔でDのもとに走り寄るが，Dに10cmほどまで近づいたところで急にきびすを返して部屋の隅に遠ざかり，壁をたたくという急激な接近・回避の連鎖がみられた（Disorganized behavior）．2回目の再会場面でも一度目の接近・回避の連鎖の後に母親と遊び始め，その後に攻撃的でまとまりのない行動をとった（Disorganized behavior）．すなわち，おもちゃのコップの中からうまく物が出ないことをきっかけに，「ひーひー」と叫びだしてそのコップを投げ，次に身体をこわばらせて「うーうー」となり，ボールをDに投げつけ，さらにDに近づいてDの手や肩をたたく，などの行動である．

DAIで，C子はDといるときにかぎって（祖父といるときには，そのような行為は少ない，とDは語った），壁やガラスにぶつかっていく，頭を床に打ちつける，などの危険な行為が毎日頻繁にみられると語った．実際，治療初

期（C子26カ月）に自宅で机の角に頭を強く打って裂傷を負い，小児科で治療を受けた後にわれわれの外来に来院したこともあった。このとき，Dと母方祖父母がその場にいて，C子の行動が確認されている。またDAIで母親はC子に自分に対する攻撃的行動，たとえば顔や身体をたたく，蹴る，物を投げる，などの行動が頻繁にみられると答えており，これらの行動は上記のごとくCOAや治療初期のセッションでしばしば観察された。

これらの所見から，C子はジーナーらの診断基準により，愛着障害で下位分類：安全基地の歪み：自己を危険にさらす（Secure base distortions with self-endangerment）と診断された。DSM-Ⅳでは分離不安障害と診断したが，上記のようにRADには該当しなかった。

(3) 他の治療前評価（表7-1）
① C子の評価
1) SSPでの愛着の型　　Disorganized/Disoriented

愛着の型：SSPの第二回目の再会場面の記録が消失したために判断が不可能であった。しかし，上記のCOAの分離・再会場面より，Disorganized/Disorientedの可能性が高い。

2) 問題行動　　CBCL（母親による）

内向尺度＝23点（T得点が69点），外向尺度＝55点（T得点が93点）で，ともに高値を示した。内向尺度としては，依存分離尺度，不安神経質尺度が高く，外向尺度としては，攻撃尺度と反抗尺度が特に高かった。

3) 脳波検査　　正常
② C子―Dの母子関係の評価
1) 相互交渉の評価　　Structured Caregiver-Child Interaction Procedure

自由遊び場面では双方ともに喜びの情緒は少ないが，相互的な遊びはよくみられた。また時に，C子はDの顔を見て妙に明るい笑顔をした（overblightの印象）。片づけの場面で，Dは遊びを交えてC子を片づけに誘った。C子ははじめ少し片づけを始めたが，その後はおもちゃから離れてDの指示を無視してうろうろと歩き回った。Dはそれを見ていらだちを増し，はじめは「C子ちゃん」と呼びかけていたが，それが「C子」と呼び捨てに変わり，ついには「C」になり命令した。シャボン玉遊びのエピソードで

は，DはC子のペースに合わせてシャボン玉をつくり，C子も比較的楽しそうであった。Dにも笑いや笑顔が多く観察された。4つの連続する課題場面では，Dは当初何とかC子の課題達成に手をたたいたりなどして陽性のフィードバックを行っていたが，課題が進むにつれ体を後ろに反らし，自分の爪を見つめたり，あくびをしたりして，C子との関係からの引きこもりが目立つようになった。C子はDに時に声をかけて，課題が困難なときに助けを求めた。しかし，最後の課題でC子は「できないー」と言って，「イーイー」と何度も叫び，ぐずった。Dはそれを無視して，引きこもっていた。

主治医である筆頭筆者は，Structured Cavegiver-Child Interaction Procedureを用いてC子—Dの関係性の適応度をDC：0-3のParent-Infant Relationship Global Assessment Scale（PIRGAS）で評定した。結果は55点であった。共同筆者の1人がこの研究の意図と他の検査にブラインドな段階でPIRGASによる評定を行ったところ，結果は50点であった。

2）母親Dの表象の評価　Working model of the child interview（WMCI）

DのC子についての，あるいはC子との関係についての表象を評価するため　Working model of the child interview（WMCI）を行った。

Dはこのインタビュー全体を通してC子との関係に情緒的に没頭しており，C子との困難な関係に圧倒されていた。たとえばC子との関係を「C子がいつ怒るか，いつ攻撃してくるか，いつ自傷行為をするかなどがわからず，つねに緊張している」と語り，一方「ちょっとした成長があります」と涙ながらに答えるなどの点である。さらに，Dの表象にはまとまりや一貫性が欠ける点が認められた。たとえば，C子の性格についての質問に対して「攻撃的である」との性質をあげ，その説明に「お友だちにすごく攻撃的で，ちょっと見ただけで嚙みつく，たたくなどの行動をいつもする」と答えたが，他の性質の説明に「C子はすごく優しい」と述べ，「まわりの子にもいつも気を遣って，まわりの子が笑うと笑う，泣くと"大丈夫"と慰める」と説明した。また「C子が自分とよく似ている」という気持ちがかなり強かった。たとえば，「C子は，すべてまわりの様子をみて気を遣っているところは私とまったく同じです」などの答えである。一方で，細かい具体的な行動の描写は比較的豊かであり，自分との虐待的な関係がC子に悪影響を与えてい

るとの感覚は強く,表象の情緒的トーンには罪責感が強かった。筆頭筆者によるWMCIの表象の分類は,歪んだ表象;混乱した（Distorted confused）であった。

③母親の評価

1) 家族歴に対する質問紙と面接より

Dは,3人きょうだいの第2子であった。家族に対する質問紙や面接から,Dは上述のように幼児期より小学校高学年まで激しい暴力を目撃していた。Dはしばしばその現場にくぎづけになって見ていたという。小学校高学年からは,母親から「お前なんかいないほうがよかった」としばしば言われるなどの心理的虐待を受けた。小学生時代からDにはうつ状態や解離性健忘が断続的にあり,高校生からはむちゃ食いも始まり,これらの症状は初診時までに断続的に持続していた。母親との関係については,Dは現在も母親が「自分のすることをすべて非難する」と感じ,自分は「母を困らせないように一生懸命である」と語った。

2) 抑うつ　　CES-Dにて29点：気分障害群

3) 不安

STAIにて特性不安＝62点,状態不安＝72点で,ともにV群で,「非常に高い」

4) 脳波検査　　正常

5) 精神科診断　　DSM-Ⅳ精神科診断

　#1.解離性健忘,#2.過去の無茶食い,大うつ病エピソード

6) 夫婦関係についての質問紙

Kansas marital satisfaction scaleにて結婚自体への満足度,夫への満足度,夫との関係への満足度について,どれも「不満」と7段階中の2と回答している。Dは「夫はほとんど家におらず,時に些細なことでキレて大声でどなられるため,いつもびくびくしている」と答えた。

c 初診時19カ月の男児E男と母親F（24歳）

(1) 主訴・現病歴

①主訴：母親からの聴取

　母親による主訴は，2人の子ども（E男と5歳の兄G男）に落ち着きがなく，育児をしているとイライラし落ち込む。兄G男が弟E男に暴力をする。

②現病歴と母親Fの生活歴

　以下の現病歴は，Fからの聴取によるものであるが，Fは時間系列や対人関係などについての記憶が著しく混乱していたため（話題が頻繁にずれていき，かつ過去の日時などを憶えていないこともしばしばであった），現病歴を整理すること自体が困難であった。

　Fは，中学時代より抑うつ気分や不眠があった。Fは18歳で結婚したが，気分は不安定で，さらに過食も出現した。G男の出産後は，過呼吸，半身のしびれ，偏頭痛などの身体症状も出現した。夫はFとGに殴る蹴るなどの激しい暴力を行い，G男が乳児期に母子ともにアパートの5階から夫に落とされたこともあった（幸いG男は傷もなく，Fも打撲のみであった）。Fによれば G 男は「気づいたときには乱暴で落ち着きがなかった」。FはG男が3歳のときに離婚し，ほどなく現在の夫と結婚してE男を妊娠・出産した。E男の妊娠・出産は正常で，新生児としてとくに身体的にも問題はなかった。出産後Fには顔面のチックが出現し，以前からあったすべての症状も動揺を続け，兄G男の育児ストレスも加わって，E男の面倒は最低限のことしかできなかった。E男が月齢12カ月頃からはFはE男を「怒りっぽく自己中心的」と感じて，E男を毎日のようにどなったり，ほぼ2日に1回平手で尻を強くたたいたり，あるいは完全に無視するようになった。また兄のG男はE男を蹴る，頭をたたく，頭をつかんで床に強くぶつける，などの暴力を行っていた。FはE男を出産後，地域の保健師から電話相談や家庭訪問を受けていたが，その保健師の紹介でわれわれの乳幼児専門外来を初診した。

(2) 愛着障害への診断過程

　Disturbance of attachment interview（DAI）と Clinical observation assessment（COA）を施行した。DAIで母親Fは，E男は自分（母親）を嫌いで，ほ

かに好きな人もおらずプーさんのぬいぐるみのほうが人間より好きだと答え，E男にとって愛着の対象の存在が不明であった。しかしCOAの2回目の分離場面で，E男は母親の出ていったドアに接近し，苦しそうに「ママー，ママー」と叫び，何度もドアノブを回してドアを開けようとした。さらに，COAのこわいおもちゃのエピソードでは，そのおもちゃをこわがって検査者ではなくFに接近し，Fの肩に手を伸ばした。ただし，その手はFの肩に達していなかった（約10cm離れていた）。またCOAでE男は検査者に対しては，適度の警戒の後に相互の遊びをする能力を示した（つまりE男には無差別的社交性はなく，RADの抑制型の傾向もない）。これらの観察より，E男はDSM-ⅣによるRADではなく，母親Fへの選択的愛着は確認されたことからジーナーらの診断基準のnon-attachmentではないと判断された。

DAIでFは，E男が危険な行為を頻繁に行うことを報告した。たとえば信号が赤なので制止されてもベビーカーを引っ張って道路を渡ろうとする，車道に突進していく，などの行動である。実際，治療初期の観察で（少なくとも20カ月以降），自己を危険にさらす（self-endangerment）行動が頻繁に観察された。すなわち，待合室やプレイルームでソファーに乗り，窓のさんにも手を掛けてよじ登ろうとするなどの行動である。

これらの所見から，E男はジーナーらの診断基準により，愛着障害で下位分類：安全基地の歪み；自己を危険にさらす（Secure base distortion with self-endangerment）と診断された。またDSM-Ⅳに該当する診断はなかった。

(3) 他の治療前評価（表7-1）
① E男の評価
1) SSPでの愛着の型　　Disorganized/Disoriented
　2回目の再会場面で，泣いていたE男は母親Fに接近しながら弓形に遠ざかり，その後，母親に接近したのち後ずさるという典型的なDisorganized behaviorを示し，Disorganizedと分類された。
2) 問題行動　　CBCL（母親による）
　内向尺度＝36点（T得点が88点），外向尺度＝39点（T得点が69点）で，ともに高値を示している。内向尺度としては，引きこもり尺度が17点と高

く，不安神経質尺度も12点と高かった。外向尺度としては，反抗尺度31点でこれも非常に高かった。
3）脳波検査　　正常
4）発達検査　　新版K式発達検査

初診時より母親Fもことばをほとんど話さないと訴え，実際外来においても発声は聞かれたものの発語がなかったため，新版K式発達検査を施行した。結果は，全DQ = 82，言語領域 = 69であった。

②E男―Fの母子関係の評価

1）相互交渉の評価　　Structured Cavegiver-Child Interaction Procedure

自由遊び場面では，相互交流的な遊びが観察されなかった。E男は時々発声して母親を見たり，おもちゃを渡したりするがそれ以上の交流はしようとせず，ほぼつねにFから1m強の距離をおいて1人で遊んでいた。Fもほとんどうかずにその位置からE男を見ているかあるいはうつむいていた。E男に笑顔はほとんどみられず，Fも笑顔をみせなかった。片づけ場面では，E男ははじめFの機械的な指示に従い黙々と片づけを行ったが，後半はFとおもちゃから離れてフラフラと歩き回った。FもE男にほとんど声をかけず，自分ですべて片づけた。シャボン玉のエピソードで，E男は少し微笑んでシャボン玉を追いかけたが，E男の陽性の情緒もそれが最大であった。4つの連続する課題場面では，FはE男からやはり1mほど離れて座りほとんど声をかけず，E男も1人で課題を黙々と行った。課題2以降，E男は自力で課題を行うことができない状態になったがFの助けを求めず，おもちゃとFから離れて目的もなくフラフラと歩き回り，手で後頭部を何度もなでたり顔をしかめたりするなどの行動（Disorganized behavior）が観察された。

筆頭筆者がStructured Cavegiver-Child Interaction Procedureを用いてE男―Fの関係性の適応度をParent-Infant Global Assessment Scale（PIRGAS）で評定した。結果は25点であった。共同筆者の1人がこの研究の意図と他の検査にブラインドな段階でPIRGASによる評定を行ったところ，結果は20点であった。

2）母親Fの表象の評価　　Working model of the child interview（WMCI）

FのE男およびE男との関係についての表情・認知は混乱しており，一貫性が乏しく，貧困であった。Fへのインタビューの特徴の1つは，Fが質問されたテーマにはじめは答えているが，自分の過去や現在の悩みの話題に急速にずれていく傾向であった。たとえば「Eちゃんの性格を考えて誰かほかに似た人を思い出しますか」との質問に対して，「Eちゃんの出産前に流産した子のことを思い出す」と答え，そこから以前の夫との暴力的な関係やそのほかのさまざまな悩みごとを次から次へと話していくといった答え方である。Fの表象に認められる第二の特徴は，一貫性の乏しさであった。たとえばE男のパーソナリティについての質問に，一方では「毎日いつも怒りっぽい」と語り，一方では「おとなしい」と語った。またエピソードの記憶を語ることが困難なため，叙述の豊かさに乏しかった。たとえば「気が強い」とのE男のパーソナリティについて具体的で特定のエピソードを語ってもらうよう質問しても，「何となくそういう感じがしました」と答えて，具体的なエピソードを語ることができなかった。

筆頭筆者によるWMCIの分類は，歪んだ表象：混乱した（Distorted confused）であった。

③母親の評価

1) 家族歴に対する質問紙とインタビュー

Fの母親は妻帯者の男性との間にFを妊娠したが，ほかの男性と結婚してFを出産した。Fの母親はほかの男性とも関係があったらしく家庭は混沌とし，Fは実母から養育放棄され，主に母方祖母に育てられた。しかしその祖母もFに心理的虐待を行ったため，Fは祖母に愛情を感じなかったという。義父はFが小学生になった頃から性的虐待と身体的虐待を行ったが，その後行方不明となった。現在もFは母親との交流をもっているものの母親に強い怒りを感じており，「母親は努力してもうまくいかない」と質問紙に答えた。

2) 抑うつ　　CES-Dにて49点：気分障害群

3) 不安

STAIにて特性不安＝62点，状態不安＝69点で，ともにⅤ群で，「非常に高い」

4）精神科診断　　DSM-Ⅳ精神科診断
　　Ⅰ軸：大うつ病性障害，恐慌性障害（空間），Ⅱ軸：境界性人格障害
5）脳波検査　　正常
6）夫婦関係についての質問紙
　　Kansas marital satisfaction scale にて結婚自体への満足度については「やや不満」と7段階中の3と回答し，夫への満足度，夫との関係への満足度については「非常に不満」と7段階中の1に回答している。

4　考　察

　以下，a わが国におけるジーナーらの定義する愛着障害の存在，b 3症例は愛着障害と呼ぶにふさわしいかどうか（妥当性）の検討，c DSM-Ⅳによる反応性愛着障害 RAD の診断基準の問題点，d 本研究の限界，e 今後の研究課題，の順に考察する。

a　わが国におけるジーナーらの定義する愛着障害の存在

　3症例は DAI，COA，治療初期の行動観察によりジーナーらの診断基準でいずれも愛着障害と診断された。下位分類としては3症例とも Secure base distortion であり，A子，C子，E男それぞれ role reversal（役割逆転），self-endangerment（自己を危機にさらす），self-endangerment（自己を危機にさらす）と診断された。このことによりわが国にも，ジーナーらの定義する乳幼児の愛着障害症例の存在が確認されたといってよい。

b　3症例は愛着障害と呼ぶにふさわしいかどうか（妥当性）の検討

　これら3症例はいずれも愛着の障害が中核的病理であり，愛着障害と診断することが妥当であると考えられる。
　すなわち，第一に3症例ともに虐待およびネグレクトが認められた症例であったが，虐待・ネグレクトを受けた乳幼児の特異的障害の1つが愛着の障害であると考えられている（Ciccheti et al., 2000；Kaufman et al., 2000）ためである。虐待を受けている乳幼児は虐待の状況で身体的に苦痛や危険を感

じる。そのため，乳幼児は本来なら愛着対象である親に物理的に接近して安全感を得ようとするはずである。このとき働くのが，まさに乳幼児の愛着システム (attachment behavior control system) (Bowlby, 1969, 1982 ; Boris et al., 1999) である。ところが愛着対象自体から暴力を受けているために，乳幼児が愛着対象に近づくことはかえって危険であり安全感を得られるはずもなく，愛着システムは根本的に機能しない。そのため，被虐待乳幼児の愛着は障害されると考えられる。実際発達心理学における複数の実証的研究より，被虐待乳児の虐待者に対する愛着の型のおおよそ90%が，もっとも不適応的な愛着の型 Disorganized/Disoriented classification であることが示されている (Carlson et al., 1989 ; Cicchetti et al., 1995 ; Crittenden, 1985, 1993 ; Lyons-Rush, 1996)。さらにはジーナーらのグループの研究において愛着障害症例のほとんどが虐待・ネグレクト，およびハイリスクの対象である (Zeanah & Boris, 2000 ; ; Boris et al., 1998)。これらの研究からも本研究の3症例すべて被虐待・ネグレクト乳幼児であったことは妥当であり，愛着障害を診断・評価することの臨床的重要性の1つは，被虐待・ネグレクト乳幼児に対する治療へ結びつく点にあるといってよい。

　愛着障害と診断することが妥当な理由は，第二にA子，E男の2症例は SSP で Disorganized というもっとも不適応な型に分類され，残りのC子も同分類の可能性が高かったことである。

　第三に，3症例とも母親の乳幼児および乳幼児との関係性について表象の評価をする WMCI の分類は Distorted であった。母親の WMCI の分類が Distorted であるとその乳幼児の愛着に問題があることが予想できるとの実証的研究があり (Zeanah et al., 1995 ; Zeanah & Benoit et al., 1994)，3人の母親の表象の歪みは3症例の乳幼児の愛着の問題を示唆している。

　第四には，Clinical problem-solving procedure を PIRGAS で評定した結果，3症例の母子関係性の適応度は中等度以上の障害を示しており，愛着障害の母子関係の適応度として妥当であると考えられる。すなわちA子―B，C子―D，E男―F の関係性の適応度は，研究にブラインドな評価者による PIRGAS 得点でそれぞれ35，50，20で平均35点であった。ボリスらの48例を用いた研究では，ジーナーらの愛着障害の診断が該当した症例の PIRGAS の平均

は21で，愛着障害でない群の平均は47であった（Boris et al., 1998）。彼らの症例には特定の愛着対象をもたない最重症のNon-attachmentが含まれているのに対して，われわれの3症例がすべてSecure base distortionであることから，本研究における3症例のPIRGASの平均が彼らの愛着障害群のそれより高く，愛着障害でない群よりも低いことはとくに疑問なことではない。しかし，症例数の少なさから統計的な考察をすることには限界がある。

　第五として，本研究の3児とも母親用のCBCLによる評定で問題行動が著しく高く，3人の母親の抑うつ，不安ともに非常に高かった。以上の結果は，3症例が愛着障害であるとの仮説を間接的に支持しているといえる。なぜなら愛着障害がジーナーらの研究が示すように重度の乳幼児―養育者間の関係性の障害であるとの実証的研究があり，この重度の関係性障害が乳幼児側と母親側の両者に問題行動や抑うつ・不安状態として反映される可能性が高いためである（DC：0-3, 1994）。

c　DSM-Ⅳによる反応性愛着障害RADの診断基準の問題点

　今回の3症例はDSM-ⅣによるRAD診断基準の問題点を浮き彫りにしている。

　第一に，C子にはDSM-Ⅳによる分離不安障害の診断が該当したものの，A子とE男はDSM-Ⅳに該当する診断がなかった。この2症例が上記のように深刻な問題――すなわち虐待，子どもの問題行動，母親の症状の強さ，母子関係の中等度以上の歪み――をもっており実際外来に来て治療の必要があったことを考慮すると，彼らにDSM-Ⅳに該当する診断がないことは問題となろう。C子のDSM-Ⅳ診断である分離不安障害についていえば，この診断によりC子が愛着の問題をもっている点が示唆される。しかし，C子の問題行動の際立った特徴である自己を危険にさらす行動がDSM-Ⅳの分離不安障害の診断基準の記述には含まれておらず，ジーナーらの診断基準により愛着障害（自己を危険にさらす）とするほうが妥当と考えられる。

　第二に，3症例が上述したように愛着の障害が中核的な問題と考えられるのにもかかわらず，DSM-Ⅳの規定する愛着の問題をもった診断，すなわち反応性愛着障害（RAD）には当てはまらなかった。本研究の3症例はすべて選

択的な愛着対象は有しているが，その愛着の質に障害をもつ乳幼児，つまりジーナーらが規定する愛着障害のなかで Secure base distortion であった。一方，すでに述べたように，DSM-ⅣのRADは，選択的愛着対象すらもたない最重症の愛着障害（Zeanah & Benoit et al., 1994；Zeanah, 1996；Zeanah & Larrieu et al., 2000）であり，ジーナーらの診断基準の non-attachment に相当すると仮定されており，そのため3症例ともにRADに該当しなかったと考えられる。以上の結果を総合すれば，少なくとも本研究の3症例においてDSM-Ⅳを用いるよりも，ジーナーらの診断基準を用いて愛着障害と診断することは臨床的に有用であると考えられる。

d 本研究の限界

　本研究はわが国における愛着障害研究の第一歩として，3症例について診断過程を中心に検討したものである。本症例研究の限界には，症例の記載，COA, DAI, Structured Cavegiver-Child Interaction Procedure など多くの評価が，研究の意図や3症例の個々の評価にブラインドな評価者によって行われておらず，評価者間信頼性が検討されていないという点があげられる。

e 今後の研究的，臨床的課題

　乳幼児の虐待・ネグレクトは，現在の精神保健領域における最重要な課題の1つとなっている。そして愛着障害は虐待・ネグレクトに特異的な病理の1つと考えられている（Ciccheti et al., 2000；Kaufman et al., 2000）。つまり，虐待などの非適応的な環境に置かれた乳幼児が，この時期にもっとも重要と考えられる心理・社会的発達課題の1つである愛着の形成の領域で，すでに障害を負っていると考えられる。これら乳幼児への治療的アプローチの重要性が強調されるべきであろう。こういった状況にもかかわらず，わが国において愛着障害についての研究はいまだほとんど行われていない。今後多くの研究が期待されるゆえんである。

　そのために第1段階で必要なことは，診断や評価についての症例研究の積み重ねである。その際，何らかの標準化された手順（たとえば COA, DIA）を研究の意図にブラインドな評価者が評定を行うことによって，診断の信頼性に

ついて検討することが望まれる。第 2 段階では，多くの臨床対象を用いて愛着障害の診断基準について信頼性・妥当性を検討する段階であろう。第 3 段階では，community sample を用いた診断基準の信頼性・妥当性について検討する必要がある。またこれらの診断および評価についての研究と平行して，愛着障害と考えられる乳幼児への治療・介入についても今後多くの研究が望まれる。

※本研究は「愛着障害診断基準の信頼性・妥当性の研究」の第 1 段階としての研究であるが，「愛着障害診断基準の信頼性・妥当性の研究」は東海大学医学部・医の倫理委員会より研究の承認をえている。
また本研究は安田生命社会事業団による「2002 年度　研究助成」を受けた。

※本章は，2005 年，青木豊・松本英夫・寺岡菜穂子・中村遊里・大園啓子・井上美鈴・石井朋子「〈症例研究〉乳幼児の愛着障害——3 症例による診断基準の検討」*Jpn. J. Child Adolesc. Psychiatr.*, 46（3）に発表した論文を修正したものである。

第8章
被虐待乳幼児に対するトラウマ治療と愛着治療

　乳幼児虐待は，わが国における精神保健の重要な課題の1つである。また虐待特異的な乳幼児期の精神病理は，心的外傷後ストレス障害（PTSD）と愛着の問題・障害であると考えられている。ところが，乳幼児期のPTSDと愛着障害の研究は欧米においても診断・評価の研究は進んでいるものの，治療の研究はかならずしも多くない。わが国においてはこれら両病理について，すべての面で研究は遅れているといってよい。このような研究の現状を考慮し，本章では以下の3つの側面について整理して，臨床の参考に資することを目的とした。

　すなわち，1）虐待によるトラウマの問題と愛着の問題の発生について，2）それぞれの病理の評価について，3）両病理の治療・支援戦略について——とくに並存例について，の3側面である。治療・支援を行うには，個々のケースでトラウマと愛着の問題のそれぞれの重症度を評価する必要があり，さらにはこれら両病理がお互いに深くかかわっているとの理解も重要となる。次にそれら評価にもとづいて，治療戦略——両病理に対してどういう順序で，どの機関の誰が治療・介入・支援を行うかなど——が立てられ実行される必要がある。

　虐待特異的な乳幼児期の精神病理は，外傷後ストレス障害（PTSD）と愛着の問題・障害とであると考えられている（Chicchetti & Toth, 2000；Kaufman & Henrich, 2000）。しかしわが国においては，乳幼児期のPTSDおよび愛着障害の診断・評価について，信頼性・妥当性の検討がかならずしも進んでいない（青木, 2004, 2005）。当然両病理に対する治療の研究はさらに遅れており（青木, 2004, 2005），児童期の臨床研究を応用する域を超えていないことも多

い。また虐待を受けた児童にはこの2つの精神病理が絡み合う状態（いわゆるトラウマ—愛着問題）も起こりえるため（奥山，2005，遠藤，2007），評価や治療の問題がより複雑になる。

乳幼児虐待はわが国における精神保健の重要な課題の1つであり，かつ臨床上深刻な問題を有することが多い。それにもかかわらず，研究が上記のような現状にあるために，この領域で働く臨床家や支援者は筆者も含め，ケースごとに頭をひねり工夫しながら評価と治療を行っていることが多いように思われる。このような研究的・臨床的現状では，虐待による乳幼児の個々の病理（トラウマと愛着）への治療方法の詳細についてまとめる前に，まず以下の諸点についてトラウマ治療と愛着治療との枠組みを概観・整理することが必要であると考えられる。

すなわち，1）虐待によるトラウマの問題と愛着問題の発生について，2）それぞれの病理の評価について，3）両病理の治療・支援戦略について——とくに並存例について，の3点である。本章はこの目的に沿って記載することとする。

1　虐待によるトラウマの問題と愛着問題の発生

虐待を乳幼児が受けると，どのようにトラウマの問題と愛着の問題が発生するのであろうか。とくに愛着の問題をやや詳しく振り返る。

a　トラウマの問題（PTSDを含む）

周知のごとく，重症の虐待やネグレクトは，外傷すなわちDSM-Ⅳ-TRでは「実際にまたは危うく死ぬまたは重症を負うような出来事を，一度または数度，または自分または他人の身体の保全に迫る危険を，その人が体験し，目撃し，または直面する」に十分該当しうる。そのため，児童虐待によってPTSDが発症することは，多くの実証研究・治療の研究を通して明らかとなっている（たとえば総論として，西沢，2002）。乳幼児期におけるPTSDの診断については，とくに米国のシュリンガー（Scheeringa）らのグループが研究を進めており，おおむね診断が可能であることが示されている（Scheeringa, Zeanah,

Drell et al., 1995, Scheeringa, Peebles, Cook et al., 2000, Scheeringa, Zeanah, Myers et al., 2005；青木, 2004）。また虐待がトラウマとなった症例報告（Zeanah & Burk, 1984；Gaensbauer, 1995, 青木ら, 2010）や実証研究において虐待がトラウマとなったサンプルが扱われている（Scheeringa, Zeanah, Drell et al., 1995, Scheeringa, Peebles, Cook et al., 2000, Scheeringa, Zeanah, Myers et al., 2005；青木, 2004）。これらの研究から乳幼児期にも虐待によって，トラウマの問題として典型的には PTSD が発症することは示されているといってよい。わが国においても同様の症例について，まず診断に焦点を絞った研究が待たれる（青木, 2004, 青木ら, 2010）。

b 愛着の問題

ボウルビィ（1969, 1982）を起源とする愛着研究者・理論家たちは，愛着を行動コントロールシステムの1つとしてとらえた。痛み，恐怖，親との分離，見知らぬ場面など（愛着の活性化因子）により愛着システムは活性化して，2つの目標に向かう。第一の目標は外的な目標で愛着の対象（通常，親）に接近することであり（たとえば，泣いて母親に駆け寄り抱きつく），第二の目標は内的なもので安全感を得ることである（母親に抱きついた乳幼児はほっとする）。感受性のある愛着対象（通常親）は接近してくる乳幼児に慰めを与える（たとえば，しっかり抱きかかえ「大丈夫よ」と声をかける）。こうして目標が達成されると，愛着システムは脱活性化して，乳幼児は再び親から少しずつ離れて外界を探索できるようになる。乳幼児は愛着対象（通常，親）との関係のなかで，幾度も安全感を体験することによって，他人に対する基本的な信頼感や自己への肯定的な価値感を獲得していくと考えられている。

さて，虐待状況において愛着システムはどのように作動するであろうか？たとえば，親から身体的虐待を受けている乳幼児は身体的苦痛や危険（活性化因子）を感じる。子どもの愛着システムは活性化して，本来なら愛着対象である親に物理的に接近して安全感を得ようとするはずである。ところが，愛着対象自体から暴力を受けているために，乳幼児が親に近づくことはかえって危険であり，愛着システムは根本的に機能しない。そのため，被虐待乳幼児の愛着形成は深刻な打撃を受けて，愛着障害などを発症すると考えられる。

実証的研究を振り返っても，虐待が乳幼児の愛着形成に傷害を与えることがみてとれる（数井，2007）。第一に，発達心理学における愛着の型の研究において，被虐待乳児の虐待者に対する愛着の型のおおよそ90％が，もっとも不適応的な愛着の型 Disorganized/Disoriented classification であることが示されている（Carlson, Cicchetti, Barnett et al., 1989；Crittenden, 1985；Crittenden, 1993；Lyons-Ruth, 1996）。第二に，愛着障害の研究では，その病因の主なものが虐待・ネグレクトや不適切な施設養育であることが示されている（Zeanah & Emde, 1994；Zeanah, 1996；Zeanah & Boris, 2000, Boris, Zeanah, Larrieu et al, 1998, Boris, Hinshaw-Fuselire, Smyke et al., 2004；青木・松本・寺岡ら，2005）。

c　トラウマ─愛着問題

被虐待乳幼児の精神病理の問題を複雑にしている要因の1つは，トラウマの問題と愛着の問題とが並存することであろう。いわゆるトラウマ─愛着問題である（奥山，2005, 遠藤，2007）。虐待状況では愛着とトラウマの問題が同時に起こるために，2つの病理の並存が問題となるのである。さらに，この2つの問題をより深めているのは，以下のような研究所見である。

すなわち，児童および乳幼児の PTSD に関する実証的研究の集積のなかで，もっとも確実な所見の1つが外傷後における児童の適応（PTSD の発症や重症化を含む）と養育環境との間に関係があるとの所見である。より具体的に述べると，親や家族の適応度が低いほど，外傷後における児童の PTSD 症状の数が多く（Ajdukovic, 1998；Breton, Valla & Lambert, 1993；Debinger, Steer & Lipmann, 1999），問題行動も多く（Laor, Wolmer, Mayes et al., 1996；Rossman, Bingham, Emde, 1997），抑うつの度合いが強く（Debinger, Steer & Lipmann, 1999），児はより攻撃的で反社会的行動をより多く示す（Burke, Borus, Burns et al., 1982）などの研究結果である。

さらには，次のような親の側の因子が，児童の外傷後における適応と関連すると報告されている。外傷後における親の不安の高さ（Ajdukovic, 1998），親の抑うつの程度（Debinger, Steer & Lipmann, 1999），一般的な精神科的症状の増加（Breton, Valla & Lambert, 1993），子どもへの過保護（MacFarlane,

1987),夫婦間の葛藤の増加（Wasserstein & LaGreca, 1998），子どもに支持的でない（Rossman, Bingham, Emde, 1997），罪悪感を感じていること（Debinger, Steer & Lipmann, 1999），子どもの症状を気づくことへの否認・抑制（Burke, Borus, Burns et al., 1982；Handford, Nayes, Mattison et al., 1986）などの因子である。上記をまとめると，トラウマ後の問題の発症率や重症度に，愛着の重要な要素である親の養育感受性が関連するのである。親からの虐待の場合，その感受性は重度に不適応的であるため，虐待状況でトラウマの問題と愛着の問題とはさらに深く結びつくこととなる。

2 被虐待乳幼児のトラウマの問題と愛着の問題についての評価

治療方針を立てる際，被虐待乳幼児がそれぞれの問題をどの程度（軽症〜重症）有しているのかを評価することは必須である。

a　トラウマの問題

乳幼児がトラウマの問題をどの程度有しているかの評価も容易ではない。現在，乳幼児期のPTSDについての唯一の診断基準であるシェリンガーらのそれ（表8-1）（Scheeringa, Zeanah, Drell, 1995）を用いることは有用であろう。この診断基準を用いることにより，PTSDと診断されるまでに重度のトラウマの問題をもっているのか，それともいくつかのPTSDの症状は見出せるためトラウマの病理は有している可能性が高いが，PTSDの診断には該当しないレベルの問題であるのかなどの評価が可能であろう。トラウマ病理の評価・診断についても，研究的にも臨床的にも診断・評価の精度をより高めるためには，構造化された乳幼児—親観察法と親への面接が求められている（Scheeringa, Peebles, Cook et al., 2000）。

b　愛着について

愛着には，以下のような範疇的な分類がある。すなわちストレンジ・シチュエーション・プロシージャー（SSP）で分類された安全型，非安全型，精神

表8-1 PTSDのDSM-IVおよびシェリンガーとジーナーによる診断基準

DSM-IV	Sheeringa' Criteria
A. その人は，以下の2つが共に認められる外傷的な出来事に暴露されたことがある． (1)実際にまたは危うく死ぬまたは重症を負うような出来事を，一度または数度，または自分または他人の身体の保全に迫る危険を，その人が体験し，目撃し，または直面した (2)その人の反応は強い恐怖，無力感または戦慄に関するものである 注：子どもの場合はむしろ，まとまりのないまたは興奮した行動によって表現されることがある	A. (1) The person experienced, witnessed, or was confronted with an event or events that involved actual or threatened death or serious injury, or a threat to the physical integrity of self or others. Deleted
B. 外傷的な出来事が，以下の1つ（またはそれ以上）の形で再体験され続けている． (1)出来事の反復的で侵入的で苦痛な想起で，それは心像，思考，または知覚を含む　注：小さい子どもの場合，外傷の主題または側面を表現する遊びを繰り返すことがある (2)出来事についての反復的で苦痛な夢 注：子どもの場合は，はっきりとした内容のない恐ろしい夢であることがある (3)外傷的な出来事が再び起こっているかのように行動したり，感じたりする（その体験を再体験する感覚，錯覚，幻覚，および解離性フラッシュバックのエピソードを含む．また，覚醒時または中毒時に起こるものを含む） 注：小さい子どもの場合，外傷特異的な再演が行われることがある (4)外傷的出来事の1つの側面を象徴し，または類似している内的または外的きっかけに暴露された場合に生じる，強い心理的苦痛 (5)外傷的出来事の1つの側面を象徴し，または類似している内的または外的きっかけに暴露された場合の生理学的反応性	B. Reexperiencing. One item needed: (1) Posttraumatic play: compulsively repetitive, represents part of the trauma, fails to relieve than usual play (2) Play reenactment: represents part of the trauma but lacks the monotonous repetition and other characteristics of posttraumatic play (3) Recurrent recollections of the traumatic event other than what is revealed in play, and which is not necessarily distressing (4) Nightmares: may have obvious links to the trauma or be of increased frequency with unknown content (5) Episodes with objective features of a flashback or dissociation (6) Distress at exposure to reminders of the event
C. 以下の3つ（またはそれ以上）によって示される，（外傷以前には存在していない）外傷と関連した刺激の持続的な回避と，全般的な反応性の麻痺． (1)外傷と関連した思考，感情，または会話を回避しようとする努力 (2)外傷を想起させる活動，場所または人物を避けようとする努力 (3)外傷の重要な側面の想起不能 (4)重要な活動への関心または参加の著しい減退 (5)他の人から孤立している，または疎遠になっているという感覚 (6)感情の範囲の縮小（例：愛の感情を持つことができない） (7)未来が短縮した感覚（例：仕事，結婚，子ども，または正常な一生を期待しない）	C. Numbing of responsiveness. One item needed: Deleted Deleted Deleted (1) Constriction of play. Child may have constriction of play and still have posttraumatic play or play reenactment. (2) Socially more withdrawn (3) Restricted range of affect Deleted Loss of acquired developmental skills, especially language regression and loss of toilet training
D. （外傷以前には存在していなかった）持続的な覚醒亢進症状で，以下の2つ（またはそれ以上）によって示される． (1)入眠，または睡眠維持の困難 (2)易刺激性または怒りの爆発 (3)集中困難 (4)過度の警戒心 (5)過剰な驚愕反応	D. Inreased arousal. One item needed: (1) Night terrors (2) Difficulty going to sleep which is not related to being afraid of having nightmares or fear of the dark (3) Night-waking not related to nightmares or night terrors Deleted (4) Decreasead concentration; marked decrease in concentration or attention span compared to before the trauma (5) Hypervigilance (6) Exaggerated startle response

表8-1 PTSDのDSM-IVおよびシェリンガーとジーナーによる診断基準（つづき）

	E. New fears and aggression. One item needed: (1) New aggression (2) New separation anxiety (3) Fear of toileting alone (4) Fear of the dark (5) Any other new fears of things or situations not obviously related to the trauma
F. 障害（基準B，C，およびDの症状）の持続期間が1カ月以上。	F. Duration of disturbance greater than 1 month
G. 障害は，臨床上著しい苦痛または，社会的，職業的または他の重要な領域における機能の障害を引き起こしている。	Deleted

障害としてはジーナーらの愛着障害（Zeanah, Mammen & Lieberman, 1993, Zeanah & Boris, 2000），DSM-IVの反応性愛着障害（1994）などである。ボリスらは（1999），愛着障害や愛着の発達心理学の研究をもとに，それら範疇が，愛着の適応度—不適応度のスペクトラムのどこに位置するかを仮説した（第5章図5-2参照）。もっとも適応的な範疇が，SSPで分類される安全型であり，もっとも不適応的な最重症愛着の問題はDSM-IVの反応性愛着障害（ジーナーらのNon-attachment）で選択的愛着対象すらもっていない最重度の病理である。虐待の場合，重度の愛着の問題が想定されるため，ジーナーらの提案する愛着障害の診断基準（第5章表5-2参照）を用いて愛着障害の有無を評価することは有用であろう。研究的にも臨床的にも診断・評価の精度をより高めるためには，構造化された乳幼児—親観察法と親への面接が求められている（Zeanah & Boris, 2000；八賀薫・青木豊・寺岡菜穂子ら，2005）。

これらの評価により，あるケースではPTSDの症状はないためトラウマの問題は軽症であるが，愛着の問題は反応性愛着障害レベルの最重症と考えられるケースや，またある児童ではPTSDと明瞭に診断されるが，愛着障害とは診断できないレベルの愛着の問題がある（未組織型の愛着行動は観察される）ケースもあろう。

3 治療・支援戦略

　虐待へのアプローチには，多職種・多機関による多次元的・包括的チームアプローチが必要なことはいうまでもない。乳幼児の精神病理の治療といった観点からみれば，トラウマ病理の評価と愛着の問題の重症度により，治療方針・戦略を立てる必要がある。

　繰り返しになるが，乳幼児期のPTSD，とくに虐待によるPTSDへのアプローチや愛着障害に対する治療についての研究が遅れており，併存したケースの治療についての研究はさらに少ない。しかし実際われわれが接する重度の乳幼児虐待例には，トラウマ―愛着問題とのとらえ方が存在するほどこれら両病理が併存している例が多いと考えられる。そこでまず重症例，すなわち虐待によるPTSDを発症しており，かつ愛着の病理も重症で愛着障害（ジーナーらの定義する，1993）と診断できる場合についての治療を検討する。

a　虐待者からの分離

　乳幼児の精神病理の治療といった観点からすれば，以下の理由により虐待者との分離が薦められる。まず第一に，PTSD治療の最低条件が，外傷から守られた安全な環境に対象児を置くことにあるためである。虐待環境に生活を続けたままPTSDの治療を行うことはほとんど意味をなさない。第二に，愛着形成の重要な乳幼児期に愛着の精神障害をもつほどの病的養育環境に置くことは，その時点で愛着障害という精神疾患を生み出しているという意味で問題があるのみならず，将来の心理・社会的問題のリスクを高めることになってしまうためである。できるだけ早期に感受性のある養育者を提供し，適応的な愛着の形成を促す必要がある。

b　分離後の治療

　分離が行われた後には，PTSDに対する治療と愛着に方向づけられた治療・支援がともに必要となる。

(1) トラウマ病理に対するアプローチ

　まず注意すべきことは，虐待者との面会がPTSD症状を悪化させる可能性があるために，これら症状の消失あるいは軽減がみられるまでは，虐待者との面会は慎重に行うべきである。面会が行われるようになった場合も，面会後のPTSD症状について注意深くモニターする。PTSDの治療については，以下にまとめて概観する。

　まず発達段階にあった技法を用いる。生後6カ月までの乳児に対しては，子どもが症状を示しているときに，代理養育者が子どもをなだめ，慰めることが必要である。抱くこと，ゆったりと揺らして声をかけること，なでることなどの方法を用いる。月齢3，4カ月以降から乳幼児期すべての発達段階で，脱感作の方法も用いられる。実際には代理養育者同席のもと，虐待者との面会を非常に短い時間から開始していくやり方が考えられる。しかしその場合も症状の変化をよくモニターしながら慎重に進める必要があろう。月齢12カ月以降とくに18カ月以降の幼児では，内的な世界を遊びのなかにストーリーを展開してあらわすことが可能となるために，遊戯療法が行いうる。この治療法では，遊戯のなかにあらわれる外傷の再演遊び（被虐待体験の再演）を利用して，子どもの混乱・断片化し，侵入的にしかあらわれない外傷体験の記憶を，安全な治療者とともに――代理養育者が同席する工夫もありうる（西澤，2007）――さまざまな情緒を含めたまとまりのあるものへと再編成していく。

(2) 愛着障害に対するアプローチ

①代理養育

　虐待により愛着形成に障害を受けた乳幼児にとって，分離が行われている期間は，適応的な愛着形成の重要な時期である。そのために，代理養育者との適応的な愛着を形成することがその後の発達を考慮しても必須の治療的要素である。たとえば12カ月で分離された乳児で再統合に1年を要する場合，その子どもにとって12カ月から24カ月という愛着形成の最重要な時期を，代理養育者と生活することになる。そのために代理養育者（施設職員や里親）により，愛着に方向づけられた養育が行われる必要があろう。強調しておかなければならない点は，この時期の子どもたちには，PTSDに対する治療と

は異なり，1対1の個人に対する遊戯治療が愛着障害には有効でない点である。というのも，乳幼児に表象の発達の限界があることや（Cicchetti & Toth, 1995），介入による効果研究から，乳幼児個人を標的とした治療は乳幼児の愛着の改善についてもっとも有効性が低いという所見（van IJzendoon, Juffer & Duyvesteyn, 1995）が得られているためである。さて乳児院や児童養護施設において，従来より愛着を重視した養育の必要性は訴えられ，行われもしてきた（庄司，2001）。より系統的な愛着に方向づけられた養育プログラムについては，わが国においていくつかのグループが現在研究を行っている（青木，2007；森田，2007）。里親による養育については，児童相談所による教育的支援などが必要であろう。
②虐待者との傷害された愛着関係の修正
　さて再統合が図られる場合は，PTSDの症状が消失あるいは軽減の後，虐待者との愛着関係の障害を治療の標的としなければならない。代理養育者と適応的な愛着を築けたとしても，再統合後に主要な養育者である虐待者との関係がもし変化していなければ，愛着障害の問題は解決されないためである。虐待者との愛着関係の改善のため，症例により種々の技法――たとえば親の精神疾患への治療，ペアレンテイング・トレーニングなど――が必要となる。障害された愛着関係に対する直接のアプローチには，Interaction Guidance（MacDonagh, 2000），乳幼児―親精神療法（心理療法）（Lieberman, 1991；Lieberman, Silverman & Pawl, 2000）があげられよう。Interactional Guidanceは，親子の自由遊びをビデオで録画しそれを治療者と親がみて，養育行動をより適応的な方向にガイドする。乳幼児―親精神療法（心理療法）では，治療者は親子同席でInteractionを観察しながら，親の育児についての困難や祖父母についての葛藤を明確化したり解釈したりする技法を用いる。
　このように，愛着障害とPTSDの併存を示す重症例では児童相談所，施設（あるいは里親），地域の母子保健担当，医療機関など多機関によるインテンシブな支援・治療が必要となる。
　PTSDを含めトラウマの問題がない，あるいは軽症である場合は，PTSDに対する個人治療をする必要がなくなり，乳幼児については愛着へのアプローチを立案・実行すればよいこととなる。分離されている場合も虐待者の

面会がより容易になり，在宅でのアプローチもより可能となる。愛着の問題がより軽度な場合，たとえば未組織型の行動は観察されるが，ジーナーらの愛着障害の診断に該当しない場合も，在宅支援の可能性が高くなる。

4　最後に

本章では，被虐待乳幼児が有する特異的病理，トラウマの問題と愛着の障害とについて，虐待状況での両病理の生成について，2つの病理の評価について，両病理が併存した場合の治療戦略と個々の治療法についてを概観した。すでに述べたように，より有効な治療・支援をこれらの子どもたちに提供できるためには，本章で議論したテーマなどについて今後多くの研究の集積が必要である。虐待による乳幼児期のPTSDについては，PTSDの診断基準や評価をテーマにした症例検討，治療法の考案・工夫の研究，治療効果の実証的研究など多くの研究が残されている。愛着障害については，DSM-Ⅳやジーナーらの診断基準の描く愛着障害の症例検討，これらの診断基準の信頼性・妥当性についての研究，診断を明確にしたうえでの治療の症例検討，治療の実証的効果研究など，乳幼児期のPTSD研究同様に，すべての面で多くの研究が期待される。

※本章は，2008年，日本トラウマティック・ストレス学会『トラウマティック・ストレス（別刷）』（第6巻第1号）で発表した論文を一部修正したものである。

第9章
愛着研究・理論に基礎づけられた乳幼児虐待に対するアプローチについて

本章でわれわれは，乳幼児虐待に対する愛着研究・理論に基礎づけられたアプローチについての文献を振り返り，以下の5側面からまとめた。すなわち，
1) 愛着研究に基礎づけられたアプローチの根拠。
2) 介入の目標：虐待者と被虐待乳幼児の愛着関係の改善が介入の目標の中核となる。
3) 技法：種々の技法を組み合わせる。
4) 治癒促進因子：治癒を促進する因子には2つの要素がある。第一の要素は治療者と養育者の安全な関係であり，第二の要素とは養育者が自身の被虐待体験についての歪んだ内的表象を改変して，多面的でまとまりのあるものとすることを治療者が手助けすることである。虐待の世代間伝達についての実証的研究からも，これら2つの治療促進因子の重要性が示唆される。
5) 介入の効果の指標と効果についての実証的研究：愛着関係の改善の指標は，養育者の愛着に関する表象がより「まとまり」をもつこと，養育者の乳幼児に対する養育感受性が改善すること（虐待の消失が含まれる），乳幼児の養育者に対する愛着がより適応的になること，などによって示される。実証的研究によって，愛着研究に基礎づけられたアプローチは，これらの効果の指標を利用しておおむね有効であるとの結果が得られている。

児童虐待への介入は，現在わが国の精神保健の重要な課題の1つとなっている。とりわけ乳幼児虐待・ネグレクトに対するアプローチの重要性は，主に

第 9 章 | 愛着研究・理論に基礎づけられた乳幼児虐待に対するアプローチについて　171

以下の3つの理由から、現在・過去のどの時期よりも強調されているといってよい。第一に、乳幼児への虐待はそれ以降の児童虐待に比較してその死亡率が高いこと (U.S. Department of Health and Human Services, 1997；厚生省, 2002) があげられる。第二は予防的視点であり、乳幼児期に脳の基本的構造と機能がかたちづくられるため (DeBellis, et al., 1999；Perry et al., 1995)、この時期の虐待がそれ以降の虐待に比較して、より多くの問題を引き起こすとの実証的研究 (Keiley et al., 2001, Manly et al., 2001) が積み重ねられているからである。第三に、虐待が引き起こす乳幼児期の特異的病理と考えられる精神障害・精神病理である愛着障害 (Attachment disorder) や外傷後ストレス障害 (post traumatic stress disorder：PTSD) (Kaufman & Henrich, 2000；Chicchetti & Toth, 2000) について、信頼性と妥当性をもって診断されるとの実証的研究が少しずつ進んでおり (Zeanah & Emde, 1994；Zeanah, 1996；Boris et al., 1998；Zeanah & Boris, 2000；Boris et al., 2004；Scheeringa & Zeanah, 1995；Scheeringa & Garnsbauer, 2000；Scheeringa et al., 1995, 1997, 2000, 2003)、それゆえに、これらの障害に対して治療的な介入を行う必要があるからである。

　さて、乳幼児の虐待に対する包括的介入パッケージについては、欧米においてすら現在まで確立した方法が開発されていない (Ciccheti & Toth, 2000)。この事実は、児童期・乳幼児期の虐待がもつ特徴とその研究状況を考慮すれば、かならずしも不思議ではない。というのも、第一に上に述べたように乳幼児虐待の特異的精神病理、とくに愛着障害と外傷後ストレス障害 (以下 PTSD) の病態に関する研究が少しずつ進展はしているものの、未だ診断基準の研究の段階にあるためである (Zeanah & Boris, 2000；青木, 2005；Scheeringa & Garnsbauer, 2000；青木, 2004)。被虐待乳幼児への包括的治療として、これら2つの精神病理 (愛着障害と PTSD) に対する介入の統合あるいは組み合わせが想定されものの、それぞれの精神障害に対する介入研究は、診断基準を明確にしていない挿話的な症例研究がみられるのみである。このような研究の状況において、被虐待乳幼児に対する治療的な戦略のパッケージが現時点で明示されていないのは、不思議なことではない。

　包括的介入パッケージが確立していない第二の理由は、児童虐待は生物

学的問題から法的問題までを含む多次元的な現象であり，それに対してアプローチを行うには多職種による多元的で包括的なアプローチが必要とされているためである（Belsky, 1993；Chicchetti & Lynch, 1993；Chicchetti & Toth, 2000；Kaufman & Henrich, 2000；AACAP, 1997；Zeanah. & Larrieu, 1998, Kaufnan & Mannarino, 1995）。各々の介入機関において，多次元的アプローチのために使いうる資源が異なることが避けられないため，画一的な治療パッケージを提示することは困難である。

さて，このような臨床および研究状況のなかで，愛着に関する実証的研究を基礎にしたアプローチが多元的な介入の1つである精神療法的アプローチとして，米国の複数の施設で行われるようになった（Ciccheti & Toth, 2000, Toth & Ciccheti, 1993；Lieberman & Zeanah, 1999；Erickson et al., 1992；Marvin et al., 2002；Cichetti & Toth, 1995；Zeanah & Larrieu, 1998）。その理由は，精神疾患としての愛着障害の研究は遅れてはいるものの，主に発達心理学の領域において，乳幼児の虐待に関する愛着についての膨大な数の実証的研究の積み重ねにより，乳幼児虐待と愛着形成の歪みとの関係が明らかとなっているためである（Ciccheti & Toth, 2000；Carlson, et al., 1989；Crittenden, 1985；Crittenden, 1993；Ward et al., 1993；Lyons-Ruth, 1996, Kaufman & Henrich, 2000.. Zeanah & Emde, 1994；Zeanah, 1996；Zeanah & Boris, 2000, Boris et al., 1998, 2004）。

愛着研究に基礎づけられたアプローチを行う施設では，種々の技法を組み合わせて，乳幼児と虐待者の愛着関係の改善をすることによって，虐待の消失と乳幼児の健全な愛着形成をめざしている。

一方，わが国においては，乳幼児虐待に対するアプローチの報告自体が少なく（山崎・帆足，2002；堤，1998），まして精神療法的アプローチについて，その目標，技法，治癒促進因子や効果の指標などの諸側面について検討した研究は皆無であるといってよい。このような状況を考えれば，わが国においても乳幼児虐待に対する一定の理論的枠組みを提案することが課題となっているといえよう。

さて，われわれのグループは，上述の米国におけるグループを参照して，幼児虐待に対するアプローチの柱の1つとして愛着研究・理論に基礎づけられ

た精神療法的アプローチを行っており，一定の効果を得ている。そこで本章では，乳幼児虐待に対する愛着研究に基礎づけられたアプローチについて以下の諸側面からこれまでの研究を展望しまとめる。諸側面とはすなわち介入の目標，技法，治癒促進因子，効果の指標，である。治癒促進因子については，虐待の世代間伝達についての実証的研究も重要な示唆を与えている。そのためにこれらの研究についても，同項目で簡単に振り返りまとめて，治癒促進因子の議論に統合する。

1 乳幼児虐待に対するアプローチ

　以下，乳幼児虐待に対するアプローチ，とくに米国における愛着についての実証的研究と愛着理論に基礎づけられたアプローチについて展望しまとめる。

a 愛着研究に基礎づけられたアプローチの根拠

　乳幼児への評価・介入全般において，乳幼児―養育者の関係性の重要性が臨床研究や発達心理学における実証的研究によって強調されている（Zeanah et al. 2000, Sameroff & Emde, 1989；井上ら，2003；青木，2003）。乳幼児虐待についても，評価・介入において乳幼児―養育者の関係性の重要性は変わらない。というのは，"虐待"とは養育者個人，あるいは被虐待児個人の心理学的問題や精神科診断ではなく，その中心的な側面は養育者による乳幼児への不適切な育児行動とそれにともなう乳幼児の発達の歪み，および問題行動をセットとしてとらえられる現象だからである。すなわち，乳幼児虐待とは乳幼児―養育者の関係性障害の重篤なものとして概念化できる（Zero to Three, 1994；Brockington, 1996）。したがって乳幼児虐待へのアプローチにおいて，虐待者と被虐待乳幼児との関係性障害に対する介入がその中心となる（Zeanah & Larrieu, 1998）。

　そして主に，2つの領域における実証的研究によって，乳幼児虐待における関係性障害の主要な領域が，愛着関係の障害であることが明らかとなってきた。第一の研究領域は，発達心理学における愛着の型の研究である（Ciccheti & Toth, 2000；Carlson, et al., 1989；Crittenden, 1985；Crittenden, 1993；

Ward et al., 1993；Lyons-Ruth, 1996)。たとえば複数の実証的研究により，被虐待乳児の虐待者に対する愛着の型のおおよそ90％が，もっとも不適応的な愛着の型（Disorganized/Disoriented classification）であることが示されている（Carlson et al., 1989, 1985；Crittenden, 1993；Lyons-Ruth, 1996）。さらに，愛着の問題が乳幼児虐待における主要な障害の1つであることを示唆するもう一群の研究領域は，乳幼児期における愛着障害の研究である（Zeanah & Emde, 1994, Zeanah, 1996, Zeanah & Boris, 2000, Boris et al, 1998, 2004；青木ら，2003；青木ら，2005）。近年の愛着障害の研究から，その病因の主なものが虐待・ネグレクトや不適切な施設養育であることが示されている（Zeanah & Emde, 1994；Zeanah, 1996；Zeanah & Boris, 2000, Boris et al., 1998, 2004；Smyke et al, 2002；青木ら，2003）。

これらの2群の実証的研究，すなわち愛着の型と愛着障害とについての研究は，被虐待児の中心的精神病理が愛着の問題であることを強く示唆している（Ciccheti & Toth, 2000；Kaufman & Henrich, 2000）。これらの実証的研究にもとづいて，虐待あるいは虐待ハイリスクの乳幼児に対するアプローチとして，介入の中心的な目標を乳幼児―養育者の愛着関係の改善に置いた試みが開発され，米国各地の代表的施設で組織的に実践されている。代表的なプログラムとしては，サンフランシスコのプログラム：Infant-Parent Program（Lieberman, 1991；Lieberman et al, 1991, 2000, Lieberman & Zeanah, 1999），ミネソタのSTEEPプログラム：Steps Toward Effective, Enjoyable Parenting（Erickson et al., 1992），バージニア大学のThe Circle of Security project（Marvin et al., 2002），ロチェスターのプログラム（Cichetti & Toth, 1995），ニューオリンズのプログラム（Zeanah & Larrieu, 1998, Zeanah et al., 2001）などである。

b 愛着研究に基礎づけられたアプローチの理論

これらのグループの研究について，以下の5つの側面から展望してまとめたい。すなわち，1）乳幼児―養育者の愛着関係についての理論モデル，2）介入の目標，3）技法，4）治癒促進因子，5）介入の効果指標と効果研究，である。

(1) 乳幼児―養育者の愛着関係についての理論モデル

　ファン・アイゼンドーン（1995a, b）は愛着形成に関する多くの実証的研究を用いて，乳幼児―養育者の愛着関係を3つの要素によって概念化した（第5章図5-1）。

　第一の要素は，親の愛着についての心的表象（parental mental representation of attachment）で，これが養育者のいわゆる内的作業仮説（Internal Working Model）である。内的作業仮説とは，ボウルビィ（1969, 1980）が精神分析理論とサイバネティック理論を用いて，当初は乳幼児の内的表象について提唱した概念である。すなわち，乳幼児は主要な愛着対象との関係をもとに自己を含んだ人々に対する期待，認知あるいは心的モデルを形成する。そしてこの心的モデルが新しい状況（たとえば，幼稚園での先生との新しい関係）での知覚をオーガナイズしその状況での行動を導くと，ボウルビィは仮説して，この心的モデルを内的作業仮説と名づけた。このように内的作業仮説とは，本来乳幼児の愛着についての心的表象を理論化するために導入された概念である。その後，愛着研究が進展し成人の愛着についての研究がアダルト・アタッチメント・インタビュー（Adult attachment interview：AAI）を用いて（Main et al., 1985）行われるようになると，乳幼児の内的作業仮説の研究と並行して，養育者の愛着についての内的表象（内的作業仮説）についても実証的研究が進んだ。そしてボウルビィ（1969, 1980）が予測したように，養育者の内的作業仮説が愛着関係の第二の要素である養育者の感受性（parental sensitivity，より具体的には乳幼児の愛着行動に対する養育者の行動）に影響を与えることが多くの研究で明らかになってきた（Grossmann et al., 1988；van IJzendoon ら, 1991；Fonagy et al, 1991；Crowell & Feldman, 1991, van IJzendoornet al., 1995a, b）。さらに多くの実証的研究から，養育者の乳幼児に対する感受性が，愛着関係の第三の要素である乳幼児―養育者の愛着（infant-parent attachment）に影響を与えることも示された（Ainthworth et al., 1978；Belsky et al., 1984；Grossmann et al., 1985；Isabella, 1993；van IJzendoorn, 1995a, b）。乳幼児―養育者の愛着とは，乳幼児の養育者に対する愛着行動と内的作業仮説を含んだ概念であり，乳幼児の愛着の型にあらわれると考えられている（Sroufe & Waters, 1977,

Bretherton, 1985)。

(2) 介入の目標

介入の目標は，一義的には愛着関係の改善による虐待の消失である。ファン・アイゼンドーンらは彼らの概念化から介入目標である愛着関係の改善を以下の3側面に整理している。すなわち，①虐待を行う養育者の愛着に対する内的表象・内的作業仮説の改善，②養育者の感受性と乳幼児に対する行動（虐待・ネグレクト行為を含む）の改善，③乳幼児 - 養育者の愛着の改善，の3側面である。

(3) 介入の技法

まず介入前の虐待が重症で，乳幼児—養育者の関係の改善が早期に望み得ず虐待が継続する場合は，虐待者と乳幼児とを分離して，乳幼児に安定した養育者の現実的供給（親戚，里親，施設職員など）が必要となる。こうして初めて被虐待児は新しい愛着対象に健全な愛着を形成することができる（Zeanah & Larrieu, 1998）。

分離が行われない場合や，分離が行われた後に再統合を目的とする場合は，さまざまな技法の組み合わせにより，虐待者である養育者と乳幼児の愛着関係の改善が図られる。

理論的にいえば，ファン・アイゼンドーンの理論モデルからも介入の技法の標的あるいは入り口（Stern & Stern, 1989；Stern, 1995）には，3つの要素すなわち，養育者の愛着についての心的表象・内的作業仮説，養育者の感受性（虐待行動を含む），乳幼児の養育者への愛着（愛着行動と内的作業仮説），が考えられる。

しかし，乳幼児の持つ養育者への愛着に治療者が直接介入するアプローチ（たとえば治療者と乳幼児の2人で行う遊戯療法）は，上述したどのプログラムでも行われていない。というのも乳幼児に表象の発達の限界があることや（Cicchetti & Toth, 1995），介入による効果研究から，乳幼児個人を標的とした治療は乳幼児の愛着の改善について，もっとも有効性が低いという所見（van IJzendoorn, 1995a）が得られているためである。唯一の例外は，虐待によって乳幼児にPTSDが発症したと考えられる場合である。この場合は，遊戯療法の適応と考えられている（Terr, 1988；Gaensbauer &

Siegel, 1995；Scheeringa & Gaensbauer, 2000)。したがって，愛着関係の改善に向けた介入の直接の標的あるいは入り口は2つであり，第一の入り口が養育者の内的表象であり，第二が養育者の乳幼児に対する行動あるいは感受性である (Lieberman et al., 2000；Erickson et al., 1992)。養育者の内的表象への代表的なアプローチが乳幼児—親精神療法である (Fraiberg, et al., 1975；Lieberman et al., 2000；Stern & Stern, 1995；Stern, 1995)。養育者の感受性を介入の入り口とした代表的アプローチが interactional guidance, 発達ガイダンスやさまざまな支持的・教育的アプローチである。interactional guidance のエッセンスは母子の自由遊びにおける相互交渉を録画し，母親と治療者がそれをレビューして母親の感受性を高めることにある (MacDonough, 2000)。このように米国の各プログラムにおいて，技法としては，養育者の内的表象を標的とした精神療法的なアプローチと，養育者の感受性を標的とした行動療法的・教育的なアプローチとを組み合わせて行い，乳幼児—養育者の愛着関係の改善を図り，虐待の消失や予防と乳幼児の健全な愛着形成を試みている。

　より具体的には，たとえばサンフランシスコのプログラムでは家庭訪問を含め，危機介入，発達ガイダンス，乳幼児—親精神療法を組み合わせており (Lieberman, 1991；Lieberman et al., 1991, 2000)，ミネソタの STEEP プログラム (Steps Toward Effective, Enjoyable Parenting) では，やはり家庭訪問，グループ療法などが組み合わせられ (Erickson et al., 1992)，バージニア大学の The Circle of Security project プログラム (Marvin et al., 2002) では，グループ療法のなかで interactional guidance 的アプローチと乳幼児—親精神療法を組み合わせたプログラムを行っている。またニューオリンズのプログラムは，乳幼児の虐待で分離が行われたケースの再統合を試みている。このプログラムでは，ケースによって親の個人精神療法と集団での親子遊び療法，親—乳幼児精神療法，interactional guidance などが組み合わされている (Zeanah & Larrieu, 1998)。このように重症の虐待やハイリスク家族には，多側面からのアプローチが行われる必要があり，技法的にもいくつかの組み合わせが必要とされている (Zeanah & Larrieu, 1998)。

(4) 治癒促進因子

どのような治癒促進因子が愛着関係の改善をもたらすかについても，いくつかの仮説が唱えられている。それらは共通して，2つの要素が介入を推進するとしている。すなわち第一の要素は，養育者と治療者との安全な関係 (therapeutic relationship) であり，この因子によって養育者に修正愛着体験 (corrective attachment experience) が起こると考えられている (Lieberman, 1991；Lieberman et al, 1991, 2000)。第二の要素が，養育者のいわゆる洞察である (Erickson et al., 1992；Lieberman et al., 1991, 2000, Lieberman & Zeanah, 1999；Cicchetti & Toth, 1995)。この2つの要素について以下にまとめる。

①養育者と治療者との安全な関係：修正愛着体験

乳幼児虐待を含むハイリスクの家族にアプローチしている多くの臨床家や研究者が，養育者と治療者との安全な関係が治癒促進因子の1つであることを強調している (Lieberman, 1991；Lieberman et al, 1991, 2000；Lieberman & Zeanah, 1999；Erickson et al., 1992；Marvin et al., 2002；Cichetti & Toth, 1995)。すなわちリーバーマンら (Lieberman, 1991, Lieberman et al., 2000) は，多くの症例を提示しつつ新しい精神分析の動向や愛着理論を駆使して，虐待者へのアプローチに際して言語的・解釈的アプローチよりも治療者の共感的態度や現実的な支援行動のほうが，しばしば治療を前進させると主張している。養育者が体験する治療者との修正愛着体験，すなわち，過去の非適応的な被養育体験や愛着体験とは異なる安全な愛着体験によって養育者の内的作業仮説が改善され，ひいては養育者の乳幼児に対する感受性が適応的となり，その結果，乳幼児の養育者への愛着が改善するとリーバーマンらは仮説している。

ミネソタグループのエリクソンらも (Erickson et al., 1992) 同様の治癒促進因子を強調している。彼らは本論文で後述するエーゲランら (Egeland et al. 1988) の世代間伝達についての研究を引用して，養育者の治療者との親密な関係 (close relationship) こそが養育者の内的作業仮説の変化への機会を与えるとしている。彼らは養育者の治療者に対する"転移"についてもふれ，治療者は"隠れ身"を守るようなふるまいをせずに，クライエントの

内的なある部分を投影しやすいようにふるまうのではなく，養育者に対して"安全基地"となるべく行動することが治癒的であるとしている。より具体的には，たとえば家庭訪問を行い何がしかの現実的な助けを供給することや，養育者や乳幼児の良い面を養育者と共有することを努力するなどのアプローチである。養育者はこういった治療者との関係を同化（assimilate）することによって初めて，内的作業仮説を適応的なものとすることができるとしている。

②洞察（insight）

　第二の治癒促進因子はいわゆる洞察であり，精神分析の理論がこの因子の概念化の基礎となっている（Erickson et al., 1992；Lieberman, 1991, Lieberman, 1991；Lieberman et al, 1991, 2000；Lieberman & Zeanah, 1999；Cicchetti & Toth, 1995, Marvin et al., 2002）。乳幼児―親精神療法における明確化や解釈という技法が，この治癒促進因子を動因すると考えられている。

　乳幼児―親精神療法の創始者であり精神分析家でもあった，フライベルク（Faiberg, 1975）は"保育室のお化け（ghost in the nursery）"という独創的な比喩を用いて，親の表象の歪み，とくに親自身の親との未解決な葛藤のために生じた表象の歪みが，現在の乳幼児との関係に悪影響を与えていることを描写した（Fraiberg, 1980）。そしてフライベルクは，治癒促進因子の重要な側面として，治療者の手助けによって親がその葛藤を洞察し解決することにより，母子関係が改善されることをあげている。フライベルクの系譜を継ぐサンフランシスコのグループは，"保育室のお化け"という比喩を，内的作業仮説という概念を導入することによって，より説得力のあるものとしている（Lieberman, 1991；Lieberman et al, 1991, 2000）。すなわち，被養育体験をもとにつくられる内的作業仮説こそが，世代間伝達の道具として親となった個人の養育行動に大きく影響を与えるからである（Bowlby, 1969, 1982；Main et al., 1985；Main & Hesse, 1990）。乳幼児―親精神療法は養育者の内的作業仮説の変化を生み，この変化が養育行動を改善させ，ひいては乳幼児の内的作業仮説を変化させるとリーバーマンらは仮説している。彼女らは，この治癒に向かう展開のために，養育者の洞察を手助けすることを重

視している。

　STEEPプログラムのエリクソンら（1992）も，養育者が過去の重要な愛着対象との内的表象の無意識の部分を意識化することによって，内的作業仮説が変化して愛着関係が改善するとしている。さらに同様の治癒促進因子を，チケッティら（Cicchetti, et al., 1995）やクリテンドン（Crittenden, 1992）も支持している。

　上述したグループらは，これらの2つの因子すなわち修正愛着体験と洞察とが独立・背反するものではなく，治癒促進のために車の両輪のように関連し合いながら働いていると考えている。

③世代間伝達についての実証的研究

　虐待の世代間伝達についての実証的研究からも，上記の2つの治療促進因子の重要性が示唆される。そのためここで，虐待の世代間伝達についての研究を簡単に振り返る。

　さて，以下に示すように，親の被虐待歴は児への虐待の危険因子であるため，虐待の介入にかかわる治療者は頻繁に世代間伝達の現場に立ち会う。虐待への介入を世代間伝達という視点でとらえれば，われわれ治療者の仕事はその伝達を断つことであるといっても過言ではない。

　虐待の世代間伝達については，すでに述べた"保育室のお化け"という独創的な比喩を用いたフライベルク（1980）をはじめとして多くの症例報告が行われてきた。さらに，実証的研究も虐待が世代間伝達するという証拠をあげている（Egeland, 1979, England et al., 1988；Hunter et al., 1978, Hunter et al., 1979；Smith & Hanson, 1975；Smith & Adler, 1991）。そのため親の被虐待歴は，その親が児童虐待をする危険因子の重要な1つとされている。

　しかし，これらの研究は同時に被虐待者が成人となり養育者となったときに，彼らのすべてが虐待を行うわけではないことをも示している（Hunter et al., 1979；England, 1979；Kaufman & Zigler, 1987；Smith & Adler, 1991；Ertem et al., 2000；Glasser et al., 2001）。そこで研究者たちは，虐待の世代間伝達を断った養育者と世代間伝達を行う養育者との差異を検討した（Rosemary & Kilstrom, 1979, Egeland et al., 1988；Person et al., 1994；

Phelps et al., 1998)。その結果，両群の差が2点明瞭となった。すなわち，第一が過去に自分の養育者と陰性の体験を経験していても，持続して一定の情緒的支持を与えてくれる重要な人物（たとえば，配偶者，友人，治療者）を少なくとも1人もっていること（Rosemary & Kilstrom, 1979），Egeland et al., 1988)，第二に，親が自分の養育者との過去の陰性の体験に多面的でかつまとまった見方をし，それについて率直に，まとまりをもって語ることができるか，それができないかの相違点である（Rosemary & Kilstrom, 1979, Egeland et al., 1988；Person et al., 1994, Phelps et al., 1998)。

　この第二の条件については，アダルト・アタッチメント・インタビュー（AAI）を使った愛着研究が大きく貢献しているために，ここに少し詳しくとりあげる。AAI（Main et al., 1984）は，成人の愛着についての内的表象，すなわち内的作業仮説を評価する半構造化されたインタビューで，被験者に被験者の両親との愛着関係について質問するものである。このインタビューで，安全型と非安全型を区別する鍵となるコーディング・アイテムはまとまり（Coherence）である。端的にいうなら，親との愛着関係についてさまざまな側面（とくに感情において）を語りながらも論理的にもまとまりをもって語ることができる人（したがって，それを聞いた人は，その人とその人の親との関係を，生き生きとまとまったかたちでイメージできる）は，安全型に分類され，それができない被験者は非安全型に分類される。AAIを使った研究から，親からの強い拒絶（たとえば虐待やネグレクト）を受けたにもかかわらず安全型に分類される被験者の存在が見つかり，研究者たちはそのような養育者を"獲得された安全型（earned secure）"と名づけ分類した（Person et al., 1994)。

　すなわち，親からの強い拒絶を体験していた乳幼児期には，少なくともその養育者との愛着関係においては非安全型であったと推測されるが，後に安全型を獲得したと考えられるからである。そして親からの強い拒絶を体験し，成人して親となりそのまま非安全型であるグループは，自らの子どもにも不適切な養育を行い，一方，獲得された安全型の養育者は自らの子どもに適切な養育を行っていることが実証的研究によって示されている（Person et al., 1994, Phelps et al., 1998)。これらの研究は，虐待の連鎖を断った人々の一

部は，獲得された安全型の養育者であることを示唆している。以上のAAIを用いた研究から，養育者が自身の被虐待体験をまとまった形で率直に話すことができるかどうかによって，その養育者が虐待の連鎖を断ちうるかどうかが予想できることが実証されているといってよい。

さて，ここにまとめた，虐待の世代間伝達を断った養育者と世代間伝達を行う養育者との2つの差異についての研究は，上記の愛着研究に基礎づけられた乳幼児虐待に対するアプローチにおける治癒促進因子についての仮説を支持しているといってよい。というのも，第一の差異（支持的他者を有しているか否か）についての研究結果から，次のような仮説を導き得るからである。すなわち，養育者に虐待の連鎖を断つことを援助するべき治療者は，まず養育者を情緒的に支持し続けなければならないとの仮説である。この治癒的要素は，愛着研究に基礎づけられた治療プログラムの仮説する治癒促進因子の第一の要素，"養育者と治療者との安全な関係"とほぼ同義と考えられる。また第二の差異（養育者の被虐待体験に対する表象の質的差異）についての研究結果からは，次のような仮説を導くことができる。すなわち，虐待の連鎖を断つことを目標とする治療者は，養育者自身の被虐待体験についての表象をよりまとまりのあるものにすることを手助けする必要があるとの仮説である。この治癒的要素が，図式的には養育者の"洞察"であると考えられる。

さらに，虐待の世代間伝達についての研究から，乳幼児虐待へのアプローチに「虐待の世代間伝達をいかに断つか」という臨床的に重要な視点を取り入れることが可能となる。

(5) 介入の効果の指標と効果についての実証的研究

ファン・アイゼンドーンらの理論モデルから，以下①②③の改善によって，その効果の指標とすることができる。

①養育者の内的表象の改善

とくに乳幼児—親精神療法を行う場合，養育者の内的表象をその介入の入り口としているために，まず親の内的表象の"改善"を示す徴候が臨床的にも重要となる。ところがこの介入の改善を示す指標については，介入研究のなかで明瞭な実証的研究の結果がいまだに得られていない（van IJzendoonet al., 1995a)。そのため親の AAI による介入前・後の比較研究などが期待される。親の表象の"改善"についての評価とその重要性については，上述の世代間伝達についての実証的研究が大きな示唆を与えてくれる。すなわち介入が成功すれば――虐待の世代間伝達という観点からは連鎖を断つことができれば――，養育者の内的作業仮説はまとまりを得て改善・適応化し，その養育者は獲得された安全型と AAI で分類されると推測されるからである。

②養育者の感受性の改善

その指標は，虐待行為を含めた乳幼児に対する養育者の不適応的な行動の消失・軽減である。実証的研究としては，虐待に対する再統合のプログラム（ニューオリンズ）が再虐待の頻度を減らしているとの研究がある（Zeanah et al., 2001）。直接の虐待ではないが，いわゆるハイリスクに対する介入研究としては，ミネソタの STEEP プログラムの報告（Erickson et el., 1992）と，メタアナリシスを用いたファン・アイゼンドーンらの研究（1995a, b）により，愛着に方向づけられたアプローチが養育者の感受性を改善することを実証している。

③乳幼児の愛着の改善

ハイリスク家族に対する愛着理論に基礎を置いたアプローチが，乳幼児の愛着分類の改善に寄与しているとの多くの実証的研究がある（Anisfeld et al., 1990 ; Jacobson & Frye, 1991 ; Erickson et al., 1992 ; Lieberman et al., 1991 ; Lyons-Ruth et al., 1990 ; Toth et al., 2002）。ここで"改善"が意味するのは，乳幼児の愛着の型が非安全型から安全型へと移行すること，あるいは予防的研究では介入群において安全型が有意に多いということである。たとえばアニスフェルドら（Anisfeld et al., 1990）は，虐待を含むハイリスクの対象群への予防的介入研究で介入後のグループでは 13 カ月で 83％の乳児が安全型であったのに対して，非介入のコントロール群では 38％が安全型であったことを示している。ロチェスターグループのトス（Toth）ら（2002）はコントロール群も使って，彼らの学童期以前の子どもに対する介入プログラムの効果を Story-stem narrative tequniques（Bretherton et al., 1990a, b）によって評価した。この評価法は子どもに愛着をテーマとした物語を完成してもらい，それを評定することにより子どもの愛着を分類する方

法である。この研究では，愛着理論に基礎づけられた彼ら独自の児童—親精神療法が児童の愛着の改善に効果をあげたことが示されている。

2 まとめ

　以上，乳幼児虐待に対する愛着研究に基礎づけられたアプローチについて，文献的に振り返り介入の目標，技法，治癒促進因子，効果の指標，という諸側面からまとめた。この項では本章の限界と今後の臨床および研究課題について述べたい。

　本章のもっとも大きな限界の1つは，ここに展望した研究の領域が乳幼児虐待に関する多元的な研究領域の限られた一部しか含んでいない点にある。冒頭で述べたように，乳幼児虐待の評価・介入についての研究は，「虐待」という現象の性質からすぐれて広範な領域，すなわち生物学的研究，精神科診断学，精神科治療学，発達心理学，臨床心理学，多機関連携から法的研究にいたる種々の研究領域を含んでいる。そして，それらすべての研究領域を包括的に展望・集約することはもちろん1論文の域をはるかに超えている。

　さらにいえば，乳幼児精神医学・心理学の精神療法的側面に限ったとしても，虐待特異的な精神病理として愛着の問題と並んで重要視されるべき（Kaufman & Henrich, 2000 ; Chicchetti & Toth, 2000）乳幼児期の PTSD に関する研究が，本章ではふれられていない。乳幼児以降の児童虐待に対するアプローチには，虐待が外傷となって発症する PTSD の評価と介入の理論・実践がすでに組み込まれているが（たとえばレビューとして Pynoos et al., 1995 ; Stevenson, 1999），乳幼児虐待についてはその研究段階に達していないといえよう。これも冒頭で述べたように，虐待という外傷が乳幼児に外傷後の精神病理としてどのようにあらわれるかについては，米国においてすら実証的研究の初期の段階にあり（Scheeringa et al., 1995, 2003, Scheeringa & Garnsbauer, 2000），乳幼児期に PTSD が発症するかどうかについてさえ，確実な合意が得られているとはいいがたい状況にあるからである（青木，2004）。そのため，外傷後の問題へのアプローチについての研究も，とくに被虐待乳幼児については欧米においても症例検討の段階にあるといってよい（Gaensbauer & Siegel, 1995）。

わが国における暴力の暴露による乳幼児期 PTSD の研究は，症例検討による評価・診断についての研究（青木ら，2004）が始まったばかりである。今後まず，乳幼児期においても，虐待という外傷が与える精神病理の評価・診断・介入について多くの研究が行われる必要がある。そして，それらの研究を基盤にした精神療法的アプローチの理論が，愛着の病理への介入と対をなして，乳幼児虐待に対する介入の理論のもう1つの柱となることが将来期待されよう。しかし繰り返すが，これらの理論を構築するには多くの研究を待たなければならない。本章では，実証的研究が比較的進んでいる愛着の側面から，乳幼児虐待に対するアプローチの柱をまず提示した。

さて，愛着理論に基礎づけられた乳幼児虐待に対するアプローチに限っても，多くの研究および臨床の課題が残されている。まず本章で試みられたように，愛着の実証的研究の介入理論への応用をより洗練化したかたちで推し進める必要がある。そのために，乳幼児虐待について愛着の側面からさらに多くの症例研究や実証的研究が必要である。たとえば，乳幼児虐待に対する介入の前後で，養育者の内的作業仮説と乳幼児の愛着の型がどのように変化するかについての実証的研究が期待されよう。もう1つ重要な課題は，乳幼児期における精神障害としての"愛着障害"についての研究である。というのも"愛着障害"は虐待特異的な乳幼児の精神病理と考えられるからである（Ciccheti & Toth, 2000 ; Kaufman & Henrich, 2000）。本章で取り上げた愛着研究は主に愛着の型分類（安全型・非安全型）を基礎として発展してきた。しかしこれらの愛着の型は，乳幼児の心理・社会的発達に対する保護因子やリスク因子であって，精神病理そのものではない（Zeanah & Emde, 1994 ; Zeanah, 1996）。乳幼児期における精神病理・精神障害としての"愛着障害"についての診断・評価・介入の研究は，乳幼児期における PTSD の研究と同様に欧米においても限られている（Zeanah & Emde, 1994 ; Zeanah, 1996 ; Boris et al., 1998, 2004 ; 青木ら，2003 ; 青木，2005 ; 青木ら，2005）。そのため，DSM-Ⅳの定義する反応性愛着障害やジーナーらの提案している"愛着障害"についての症例検討や実証的研究が今後期待される。

これら愛着研究に基礎づけられた介入の理論的枠組みの検討とともに，その理論的枠組みを利用した，症例の検討が積み重ねられる必要があることはいう

までもない。

※本章は，2006年，青木豊・松本英夫「〈総説〉愛着研究・理論に基礎付けられた乳幼児虐待に対するアプローチについて」*Jpn. J. Child Adolesc, Psychiatr.*, 47(1)に発表した論文を一部修正したものである。

参考文献

序文
フロイド, S.　懸田克躬・高橋義孝(訳)　フロイト著作集1 精神分析入門(正・続)　人文書店　1971

Macfarlane, A. 1975. Olfactory in the development of social preferences in the human neonate. *Ciba Foundation Symposium*, 33. 103-117.

Mahler, M. 1972. *On Human Symbiosis and Vicissitudes of Individuation*, Vol.1, Infant Psychosis, New York: Wiley-Interscience.

Stern, D. 1985. *The Interpersonal World in the Infant*. New York; Basic Books.

第1章　乳幼児精神保健における関係性について
青木豊　松本英夫　山崎晃資　2003　2つの対象関係の世代間伝達がみられた短期親——乳幼児精神療法の1例　精神療法, 29(2) pp.189-198.

阿部和彦　子どもの心と問題行動　日本評論社　1999

スターン, D.　馬場禮子・青木紀久代(訳)　親—乳幼児心理療法——母性のコンステレーション　岩崎学術出版社　2000

Ainsworth, M., Blehar, M., Waters, E. et al. 1978. *Patten of Attachment: Psychological Study of the Strange Situation*. Hillsdale, NJ: Erlbaum.

American Psychiatric Association. 2000. *Diagnostic and statistical manual of mental disorders* (4th ed., text rev.). Washington, DC: Author.

Aoki, Y., Zeanah, C.H., Ruggieri, C. et al. 1997. Attachment and Affiliation: Motivational Systems in High Risk toddlers. *Paper presented at the annual meeting of the American Academy of Child and Adolescent Psychiatry*, Toronto, Ontario, Canada.

Crittenden, P. & DiLalla, D. 1988. Compulsive Compliance: The Development of an Inhibitory Coping Strategy in Infancy. *Journal of Abnormal Psychology*, 16. 585-599.

Crockenberg, S. & Leerkers, E. 2000. Infant social and emotional development in family context. In C.Zeanah(Ed.). *Handbook of infant mental health* (2nd ed., pp.60-90). New York: Guilford Press.

Emde, R. 1989. The infant's relationship experience: Developmental and clinical aspects. In Sameroff, A.J. & Emde, R.N.(eds.) : Relatioship disturbances in early childhood (pp.33-51). New York: Basic Book.

Field, T. 1984. Early interaction between infants and their postpartum depressed mothers. *Infant behavior and Development*, 7. 517-522.

Field, T., Healy, B. Goldstein, S. et al. 1988. Infants of Depressed Mothers Show "Depressed" Behavior Even with Nondepressed Adults. *Child Development*, 59. 1569-1579.

Hossain, Z., Field, T., Gonzalez, J. et al. 1994. Infants of "Depressed" Mothers Interact Better with Their Nondeppressed Fathers. *Infant Mental. Health Journal*, 15.

348-357.
Howes, C. & Spieker, S. 2008. Attachment relationships in the context of multiple caregivers. J. Cassidy & P. Shaver(Eds.) *Handbook of attachment, second edition*. The Guilford Press. New Yourk, London.
Ijzendoorn, M. & De Wolff, M. 1997. In Search of the Absent Father-Meta-Analyses of infant-Father Attachment: A Rejoinder to Our Discussants. *Child Development*, 68. 604-609.
Main, M. & Weston, D. 1981. The Quality of the Toddler's Relationship to Mother and to Father: Related to Conflict Behavior and the Readiness to Establish New Relationships. *Child Development*, 52. 932-940.
Martinez, A., Malphurs, J., Pickens, J. et al. 1996. Depressed Mothers' and Their Infants' Interactions with Nondepressed Partners. *Infant Mental Health Journal*, 17. 74-80.
McCarton, C., Brooks-Gunn, J., Wallace, I. et al. 1997. Results ata age 8 years of early intervention for low-birth-weight premature infants: The infant health and development program. *Obstetrical and Gynecological Survey*, 52. 341-342.
National Research Council and Institute of Medicine. 2000. From neurons to neighborhoods: The science of early childhood development. J.P. Shonkoff & D.A. Phillips(Eds.) *Committee on Integrating the Science of Early Childhood Development*. Washington, DC: National academy Press.
Pelaez-Nogueras, M., Field, T., Cigales, M. et al. 1994. Infants of Depressed Mothers Show Less "Depressed" Behavior with Their Nursery Teachers. *Infant Mental Health Jornal*, 15. 358-367.
Steel, H., Steel, M. & Fonagy, P. 1996. Associations among Attachment Classifications of Mothers, Fathers, and Their Infants. *Child Development*, 67. 541-555.
Stern, D. 1995. *The Motherhood Constellation Basic Books*. New York.
Suess, G., Grossmann, K. & Sroufe, L. 1992. Effect of Infant Attachment to Mother and Father on Quality of Adaptation in Preschool: From Dyadic to Individual Organization of Self. International. *Journal of Behavioral Development*, 15. 43-65.
Tronick, E., Cohn, J. & Shea, E. 1985. The transfer of affect between mothers and infans. T. Brazelton & M. Yogman(Eds.) *In Affective Development in Infancy*. Ablex Publication: Norwood, NJ.
Tronick, E., Heidelise, A., Adamson, L. et al. 1978. The Infant's Response to Entrapment between Contradictory Messages in Face-to-Face Interaction. *Journal of American Academy of Child Psychiatry*, 17. 1-13.
Zeanah, C. & Boris, N. 2000. Disturbances and disorders of attachment in early childhood. In C.Zeanah(Ed.). *Handbook of infant mental health* (2nd ed., pp.353-368). New York: Guilford Press.
Zeanah, C., Boris, N. & Scheeringa, M. 1997. Psychopathology in Infancy. *Journal of Child Psychology and Psychiatry*, 38. 81-99.
Zeanah, C.H., Aoki, Y. & Heller, S.S. 1998. Relationship Specificity in Foster and Birth

Parents' Relationships with their Children. *paper presented at the annual meeting of the American Academy of Child and Adolescent Psychiatry*, Anaheim, CA.

Zeanah, C.H., Larrieu, J.A., Heller, S.S. et al. 2000. Infant-Parent Relationship Assessment. In C.H. Zeanah, Jr.(ed.). *Hand book of infant mental health* (pp. 222-235). New York, Gilford Press.

Zeanah, C., Mammen, O. & Lieberman, A. 1993. Disorders of Attachment. In Zeanah C. (ed.) *Handbook of Infant Mental Health*. 332-249. Guilford Press.

Zeanah, C & Scheeringa, M. 1996. Evaluation of Post-traumatic Symptomatology in Infants and Young Children Exposed to Violence, *Zero to Three*, 16. 9-14.

第2章 関係性の評価

青木豊 2003 乳幼児——親臨床 精神療法, 29 pp.518-526.

青木豊ら 2009 平成20年度総合研究報告 厚生労働科学研究費補助金(子ども家庭総合研究事業) 子どもの心の診療に関する診療体制確保 専門的人材養成に関する研究 pp.305-324. pppp.257-316.

AACAP official action. 1997. Practice parameters for the psychiatric assessment of infants and toddlers (0-36 months). *Journal of the American Academy of Child and Adolescent Psychiatry*, 36. 21S-36S.

Aber, J.L., Belsky, J., Slade, A. & Crnic, K. 1999. Stability and change in mothers' representations of their relationship with their toddlers. *Developmental Psychology*, 35, 1038-1047.

Aoki, Y., Zeanah, C.H., Bakshi, S. et al. 2002. Parent-infant relationship global assessment scale: a study of predictive validity. *Psychiatry and Neurosciences*, 56, 493-497.

Barnard, K., Hammond, M., Booth, C. et al. 1989. Measurement and Meaning of Parent-Child interaction, "Applied Developmental Psychology" In F, Marrisofed.) Academic Press. New York. pp.39-80.

Benoit, D., Parker, K., Zeanah, C.H. 1997. Mothers' representation of their infants assessed prenatally: Stability and association with infants' attachment classifications. *Journal of Child Psychology, Psychiatry and Allied Disciplines*, 38. 307-313.

Biringen, Z. & Emde, R. 2000. Appendix B: The emotional availability scales(3rd ed.; an abridged infancy/early childhood version). *Attachment and Human Development*, 2, 256-270.

Boris, N., Zeanah, C.H., Larrieu, J. et al. 1998. Attachment Disorders in Infancy and Early Childhood: A Preliminary Study of Diagnostic Criteria. *American Journal of Psychiatry*, 155, 295-297.

Bretherton, I., Biringen, Z., Ridgeway, D., Maslin, C. & Sherman, M. 1989. Attachment: The parental perspective. *Infant Mental Health Journal*, 10. 203-221.

Cicchetti, D. & Toth, S. 2000. Child maltreatment in the early years of life. Osofsky, J. & Fitzgerald, H.(Eds). *WAIMH handbook of infant mental health*.(pp.258-294).

Wiley.
Clark, R., Paulson, A. & Conlin, S. 1993. *Assessment of developmental status and parent-infant relationships*: The therapeutic process of evaluation. In C.H.
Crowell, J.A., Feldman, S.S. & Ginsburg, N. 1988. Assessment of mother-child interaction in preschoolers with behavior problems. *Journal of the American Academy of Child and Adolescent Psychiatry,* 27. 303-311.
Crowell, J.A. & Feldman, S.S. 1988. Mothers' internal models of relationships and children's behavioral and developmental status: A study of mother-child interaction. *Child Development,* 59, 1273-1285.
Crowell, J.A. & Feldman, S.S. 1991. Mothers' working models of attachment relationships and mother and child behavior during separation and reunion. *Developmental Psychology,* 27, 597-605.
Field, T., Healy, B., Goldstein, S. et al. 1988. Infants of depressed mothers show "depressed" behavior even with nondepressed adults, *Child Development,* 59, 1569-1579.
Hossain, Z., Field, T., Gonzalez, J. et al. 1994. Infants of "depressed" mothers interact better with their nondeppressed fathers. *Infant Mental Health Journal,* 15. 348-357.
Martinez, A. 1996. Depressed mothers' and their infants' interactions with nondepressed partners. *Infant Mental Health Journal,* 17. 74-80.
Pelaez-Nogueras, M., Field, T., Cigales, M. et al. 1994. Infants of depressed mothers show less "depressed" behavior with their nursery teachers. *Infant Mental Health Journal*, 15. 358-367.
Slade, A., Belsky, J., Aber, J.L., & Phelps, J. L. 1999 Mothers' representations of their relationships with their toddlers: Links to adult attachment and observed mothering. *Developmental Psychology,* 35, 611-619.
Thomas, J.M. & Clark, R. 1998. Disruptive behavior in the very young child: Diagnostic classification: 0-3 guides identification of risk factors and relational interventions. *Infant Mental Health J*, 19. 229-244.
Tronick, E.Z., Als, H., Adamson, L. et al. 1978. The Infant's response to entrapment between contradictory messages in Face-to-Face Procedure. *Journal of American Academy of Child Psychiatry*, 17, 1-13.
Tronick, E.Z., Cohn, J. & Shea, E. 1985. The transfer of affect between mothers and infants. Brazelton, T.B. & Yogman, M.(eds.). *Affective Development in Infancy,* (pp.11-25). Norwood, NJ. Ablex Publication.
von Hofacker, N. & Papousek, M. 1998. Disorders of Excessive Crying, Feeding and Sleeping: the Munich Interdisciplinary Research and Intervention Program. *Infant Mental Health J*, 19. 180-201.
Zeanah, C.H. & Barton, M.L. 1989. Internal representations and parent-infant relationships. *Infant Mental Health Journal,* 10, 135-141.
Zeanah, C.H., Boris, N.W., Heller, S.S. et al. 1997. Relationship assessment infant mental health. *Infant Mental Health Journal,* 18. 182-197.

Zeanah, C.H., Benoit, D., Hirshberg, L. et al. 1994. Mothers' representation of their infants are concordant with infant attachment classifications. *Developmental Issues in psychiatry and psychology*, 1. 9-18.
Zeanah, C.H. & Benoit, D. 1995. Clinical applications of a prarent perception interview. In K. Minde(ed.). *Infant psychiatry : Child psychiatric clinics of north America*(pp.539-554). Philadelphia, W. B. Saunders.
Zeanah, C.H., Larrieu, J.A., Heller, S.S. et al. 2000. Infant-Parent Relationship Assessment. In C. H. Zeanah, Jr.(ed.). *Hand book of infant mental health*(pp. 222-235.). New York, Gilford Press.
Zeanah, Jr.(ed.). *Hand book of infant mental health* (pp.191-209). New York : Gilford Press.
Zero to Three 2005. *Diagnostic Classification of Mental Health and Developmental Disorders of Infancy and Early Childhood* REVISED EDITION DC: 0-3R Zero to Tree Press Washington, D.C.
Zero to Three. 2005. *Diagnostic Classification of Mental Health and Developmental Disorders of Infancy and Early Childhood*: REVISED EDITION, Washington. DC. National Center for Clinical Infant Programs.

第3章　関係性に対する治療について
青木豊　2004　乳幼児期における外傷後ストレス障害（PTSD）　児童青年精神医学とその近接領域, 45　pp.130-139.
青木豊　2005　養育環境とストレス性障害——養育環境は児童・乳幼児のストレス性障害に影響を与えるか？　医学のあゆみ, 212　pp.1103-1106.
青木豊　2008　表象志向的乳幼児——親心理療法の2つの技法について　心理臨床学研究, 26, pp.140-148.
青木豊・松本英夫・加藤由起子・小石誠二・小石慎子・井上美鈴・森本麻穂　2010　暴力への曝露による乳幼児期外傷後ストレス障害（PTSD）の1症例——乳幼児期におけるPTSDの存在と診断をめぐって　子どもの虐待とネグレクト, 12　pp.423-434.
青木豊・松本英夫・山崎晃資　2003　2つの対象関係の世代間伝達がみられた短期親―乳幼児精神療法の1例　精神療法, 29(2)　pp.189-198.
吉松奈央・青木豊　2011　乳幼児期PTSDに対するセラピーのセッティングについて——とくに養育者との関係性改善の観点から　心理臨床学研究, 28　pp.607-618.
Cicchetti, D. & Toth, S. 1995. *Child Maltreatment and attachment organization.*
Cooper, G., Hoffman, K., Powell, B. et al. 2005. The Circle of Security intervention: Differential diagnosis and differential treatment. In Berlin L.J. et el(eds). Enhancing early attachment: Theory, research, intervention, and policy.(pp.127-151.) New York, Guilford Press.
Corbaz-Warnery, A., Frivaz-Depeursinge, E., Gertsch-Bettens, C. & Favez, N. 1993. Systemic analysis of triadic father-mother-baby interaction. *Infant Mental Health Journal*, 14. 298-316.
Cramer, B. 1995. Short-team dynamic psychotherapy for infants and their parents. Child and Adolesc. *Psychiatry Clin*, Nor. Am., 4. 649-660.

Cramer, B., Robert-Tissot, C., Stern, D., Serpa-Rusconi, S., De Muralt, M., Besson, G., Palacio-Espasa, F., Bachmennn, J-P., Knaure, D., Berney, C. & d'Arcis, U. 1990. Outcome evaluation in brief mother-infant psychotherapy: A preliminary report. *Infant Mental Health Journal*, 11(3). 278-300.

Cramer, B. & Stern, D. 1988. Evaluation of changes in mother-infant brief psychotherapy: A single case study. *Infant Mental Health Journal*, 9(1), 20-45.

Fraiberg, S., Adelson, E. & Shapiro, V. 1975. Ghosts in the Nursery. *Journal of the American Academy of Child Psychiatry*, 14. 387-422.

Fraiberg, S. 1980. *Clinical studies in infant mental health: The first year of life.* Fraiberg(Ed.). London, Tavistock Publication.

Garnsbauer, T.J. & Siegel, C.H. 1995. Therapeutic approaches to posttraumatic stress disorder in infants and toddlers. *Infant Mental Health Journal*, 16. 292-305.

Goldberg & Kerr(Eds.). Attachment Theory. *Social, developmental & Clinical perspectives.* 279-308. Hillsdale, NJ. Analytic Press.

Lieberman, A. 1991b. Attachment theory and infant-parent psychotherapy: Some conceptual, clinical, and research considerations. In D. Cicchetti(Ed.). Rochester symposium on developmental psychopathology(Vol.3, pp.261-287). Rochester, NY: University of Rochester Press.

Lieberman, A., Silverman, R. & Pawl, J. 2000. Infant-parent psychotherapy: Core concept and current approaches. Zeanah, C.H.(Eds.). Handbook of infant mental health.(pp.472-484.). New York, The Guilford Press.

Lieberman, A., Van Horn, P. 2005. Toward evidence-based treatment: Child-Parent Psychotherapy with preschoolers exposed to marital violence. *Journal of the American Academy of Child and Adolescent Psychiatry*, 44. 1241-1248.

Lieberman, A., Van Horn, P. & Pawl, J. 1991a. Preventive intervention and outcome with anxiously attached dyads. *Child Development*, 62. 199-209.

Lieberman, A. & Zeanah, C. 1999. Contributions of attachment theory to infant-parent psychotherapy and other interventions with infants and young children. Cassidy, J. & Shaver, P.R.(Eds.). *Handbook of attachment: Theory, research, and clinical applications.* pp.55-574. New York: Guilford Press.

Robert-Tissot, C., Cramer, B., Stern., D., Serpa, S., Bachmann, J., Palacio-Espasa, F., Knauer, D., Muralt, M., Berney, C. & Mendiguren, G. 1996. Outcome evaluation in brief mother-infant psychotherapies: report on 75 cases. *Infant Mental Health Journal*, 17, 97-114.

MacDonough, S. 1995. Promoting positive early parent-infant relationships through interaction guidance. *Child and Adolescent Clinics of North America*, 4. 661-672.

MacDonough, S. 2000. Interaction Guidance: An Aproach for Difficult-to-Engage Families. In C. H. Zeanah, Jr.(ed.). Hand book of infant mental health(pp.485-493.). New York, Gilford Press.

Scheeringa, M. & Garnsbauer, T.J. 2000a. Posttraumatic stress disorder Zeanah, C(Ed.) *Handbook of Infant Mental Health.*(pp.369-381.) Guilford.

Scheeringa, M., Haslett, N. 2010. The reliability and criterion validity of the

Diagnostic Infant and Preschool Assessment: a new diagnostic instrument for young children. *Child Psychiatry and Human Development*, 41. 299-312.

Scheeringa, M., Peebles, C., Cook, C. et al. 2000b. Toward establishing procedural, criterion, and discriminant validity for PTSD in early childhood. *Journal of the American Academy of Child and Adolescent Psychiatry*, 40. 52-60.

Scheeringa, M., Salloum, A., Arnberger, A. et al. 2007. Feasibility and effectiveness of cognitive-behavioral therapy for posttraumatic stress disorder in preschool children: two case reports. *Journal of Trauma and Stress*, 20. p631-636.

Scheeringa, M., Zeanah, C., Myers, L. et al. 2003. New findings on alternative criteria for PTSD in preschool children. *Journal of the American Academy of Child and Adolescent Psychiatry*, 42. 561-570.

Scheeringa, M., Zeanah, C., Myers, L. et al. 2005. Predictive validity in a prospective follow-up of PTSD in preschool children. *Journal of the American Academy of Child and Adolescent Psychiatry*, 44. 899-906.

Terr, L.C. 1988. What happens to early memories of trauma? A study of twenty children under age five at the time of documented traumatic events. *Journal of the American Academy of Child and Adolescent Psychiatry*, 27. 96-104.

van IJzendoon, M., Juffer, F. & Duyvesteyn, M. 1995. Breaking the intergenerational cycle of insecure attachment: A review of the effects of attachment-based interventions on maternal sensitivity and infant security. *Journal of Child Psychology and Psychiatry*, 36. 225-248.

第4章　表象志向的親―乳幼児精神療法について

佐藤拓代　2002　子ども虐待防止のための保健師活動マニュアル――地域保険における子ども虐待防止・早期発見・援助にかかわる研究報告書　平成13年度厚生科学研究補助金「子ども過程総合研究事業」

島悟　1998　NIMH原版準拠／CES-D Scale　うつ病／自己評価尺度　千葉テストセンター

スターン, D.　馬場禮子・青木紀久代(訳)　親―乳幼児心理療法――母性のコンステレーション　岩崎学術出版社　2000

中里克治・水口信信　1982　新しい不安尺度STAI日本版作成　心身医学, 22　pp.107-112.

Achenbach, T.M. 2000. The Child Behavior Checklist and related forms for assessing behavioral/emotional problems and competencies. *Pediatrics in Review*, 21. 265-271. 児童思春期精神保健研究会(訳)　2002

Aguayo, J. 2011. The role of the patient's remembered history and unconscious past in the evolution of Betty Joseph's 'Here and now' clinical technique (pp.1959-1989.). *Int J Psychoanal*, Oct, 92(5). 1117-1136.

American Psychiatric Association. 2000. *Diagnositic and statistical manual of mental disorders*(4th ed. Text revision). Washington, D.C., American Psychiatric Association.

Cramer, B. 1995. Short-team dynamic psychotherapy for infants and their parents.

Child and Adolesc. *Psychiatry Clin*, Nor. Am., 4. 649-660.
Menninger, K. 1959. *Theory of Psychoanalytic Technique*, Basic Books Inc, New York.
カール・メニンガー　1969　精神分析技法論　小此木啓吾・岩崎徹也(訳)　岩崎学術出版
Sandler, J., Sandler, A.M. 1987. The past unconscious, the present unconscious and the vicissitudes of guilt. *Int J Psychoanal*, 68(Pt 3). 331-341.
Stern, D. 1995. *The Motherhood Constellation Basic Books*. New York.
Wallerstein, R.S. 1988. One psychoanalysis or many? *Int J Psychoanal*, 69(Pt 1). 5-21.

第5章　アタッチメントの問題とアタッチメント障害
青木豊　2005　乳幼児期の愛着障害について　児童青年精神医学とその近接領域，46　pp.537-549.
青木豊ら　2007　平成18年度厚生労働科学研究費補助金（子ども家庭総合研究事業）児童虐待等の子どもの被害　および子どもの問題行動の予防・介入・ケアに関する研究　pp.651-680.
青木豊ら　2008　平成19年度厚生労働科学研究費補助金（子ども家庭総合研究事業）児童虐待等の子どもの被害　および子どもの問題行動の予防・介入・ケアに関する研究　pp.647-664.
青木豊　2008　アタッチメント障害の診断と診療　庄司・奥山・久保田（編）　アタッチメント　明石書店　pp.122-142
青木豊　愛着障害　子どもの心の診療シリーズ5　本間・小野（編）　子どもの虐待と関連する精神障害　中山書店（印刷中）
青木豊・松本英夫　2006　愛着研究・理論に基礎付けられた乳幼児虐待に対するアプローチについて　児童青年精神医学とその近接領域，47　pp.1-15.
青木豊・松本英夫・井上美鈴　2012　アタッチメント研究・理論に基礎付けられた乳幼児虐待に対するアプローチ：1症例の検討　児童青年精神医学とその近接領域，53　pp.25-45.
数井みゆき・遠藤利彦(編)　2005　アタッチメント　ミネルヴァ書房
数井みゆき・遠藤利彦(編)　2007　アタッチメントと臨床領域　ミネルヴァ書房
数井みゆき・遠藤利彦　2008　アタッチメントデータの分析――施設等にいる虐待された乳幼児に対する愛着障害とPTSDの検証とインターベンション　H17―19年度科学研究費補助金(基盤研究(B))　研究成果報告書　40-56.
金子龍太郎　2004　愛着理論に基づいた具体的なパーマネントプランの提言　子どもの虐待とネグレクト，Vol.6-1　pp.33-42.
庄司順一　2000　被虐待児童の処遇および対応に関する総合的研究(子ども家庭総合事業)　平成11年度研究報告書
AACAP official action. 2005. Practice parameters for the assessment and treatment of children and adolescents with reactive attachment disorder of infancy and early childhood. *Journal of the American Academy of Child and Adolescent Psychiatry*, 44. 1206-1219.
Ainsworth, M., Blehar, M., Water, E. et al. 1978. *Patterns of attachment, a psychological study of the Strange Situation*. Hillsdale, NJ: Erlbaum Associates.

American Psychiatric Association. 2000. *Diagnositic and statistical manual of mental disorders*(4th ed.-TR). Washington, DC: Author.
Belsky, J., Povine, M. & Taylor, D.G. 1984. The Pennsylavnia infant and family development project, Ⅲ. The origins of individual differences in infant-mother attachment: Maternal and infant contributions. *Child Development*, 55. pp.718-728.
Boris, N. & Zeanah, C. 1999. Disturbances and disorders of attachment in infancy: An overview. *Infant Mental Health Journal*, 20, 1-9.
Bowlby, J. 1982. In. Attachment and loss: Vol. 1. Attachment. Basic Books: New York. (Original work published, 1969)
Bretherton, I. 1985. Attachment theory: Retrospect and prospect. In I. Bretherton & E. Waters (Eds.), Growing points of attachment theory and research. *Monographs of the Society for Research in Child Development*, 50. (1-2, Serial No. 209), 3-35.
Carlson, E. 1998. A prospective longitudinal study of attachment disorganization/disorientation. *Child Dev*, 69. 1107-1128.
Carlson, V., Cicchetti, D., Barnett, D. et al. 1989. Disorganized/Disoriented attachment relationships in maltreated infants. *Developmental Psychology*, 25. 525-531.
Cassidy, J. 1999. The nature of the child's ties. In J.Cassidy & P. Shaver(Eds). *Handbook of Attachment*, 3-20, The Guklford Press.
Crittenden, P. 1985. Maltreated infants: Vulnerability and resilience. *Journal of Child Psychology and Psychiatry*, 26. 85-96.
Crittenden, P. 1993. Children's strategies for coping with adverse home environments: An interpretation using attachment theory. *Child Abuse and Neglect*, 16. 329-343.
Crowell, J. & Feldman, S. 1991. Mother's working models of attachment relationships and mother and child behavior during separation and reunion. *Developmental Psychology*, 27. 597-605.
Fonagy, P., Steele, H. & Steele, M. 1991. Maternal representations of attachment during pregnancy predict the organization of infant-mother attachment at one year of age. *Child Development*, 62. 891-905.
Greenberg & E. Cummings(Eds.). Attachent in the preschool years(pp.375-398). Chicago: the University of Chicago Press.
Grossmann, K., Fremmer-Bombik, E., Rugolph, J. et al. 1988. Maternal attachment representations as related to pattern of infant-mather attachment and maternal care during the first year. Hinde, R.A. & Stevenson-Hinde, J.(Eds.). *Relations between relationships within families*(pp.241-260). Oxford, England: Clarendon Press.
Grossmann, K., Grossmann, K.E., Spangler., G. et al. 1985. Maternal sensitivity and newborn's orientation responses as related to quality of attachment in northern Germany. Bretherton, I. & Waters, E.(Eds.). Growing points in attachment theory and research(pp.233-268). *Monographs of the Society for Research in Child Development*, 50 (1-2, Serial No. 209).

Growing points of attachment theory and research. *Monograghs of the Society for Research in Child Development,* 50. 66-104.
Isabella, R.A. 1993. Origins of attachment: Maternal interactive behavior across the first year. *Child Development,* 64. 605-621.
Lamb, M., Thompson, R., Gardner, W. & Harnov, E. 1985. *Infant-Mother Attachment.* Hillsdale, New Jersey. London
Lieberman, A. & Pawl, J. 1990. Disorders of attachment and secure base behavior in the second year of life: conceptual issues and clinical intervention. In M.
Lieberman, A., Silverman, R. & Pawl, J. 2000. Infant-parent psychotherapy: Core concept and current approaches. Zeanah, C.H.(Eds.). *Handbook of infant mental health.* 472-484. The Guilford Press, New York.
Lieberman, A. & Zeanah, C. 1995. Disorders of attachment in infancy. *Child and Adolescent Psychiatric Clinics of North America,* 4. 571-587.
Lyons-Ruth, K. 1996. Disturbed Caregiving System: Relations among childhood trauma, maternal caregiving, and infant affect and attachment. *Infant Mental Health Journal,* 17. 257-275.
MacDonagh, S. 2000. Interactional Guidance: An approach for difficult-to-engage families. Zeanah, C.H.(Eds.). *Handbook of infant mental health.* 485-494. The Guilford Press, New York.
Main, M., Caplan, N. & Cassidy, J. 1985. Security in infancy, childhood and adulthood. *A move to the level of representation.* In Bretherton, I. & Waters, E.(Eds.)
Main, M. & Solomon, J. 1990. Procedure for identifying infants as disorganized/ disoritented during the Ainsworth strange stuation. In M. Greenberg & E. Cummings(Eds.). Attachment in the preschool years(pp.121-160). Chicago:the University of Chicago Press.
Marvin, R., Cooper, G., Hoffman, K. et al. 2002. The circle of security project: attachment-based intervention with caregiver-preschool child dyads. *Attachment and Human Development,* 4. 107-124.
O'Connor, T. 2002. Attachment disorders of Infancy and Childhood. In. M. Rutter & E. Taylor(Eds.). *Child and Adolescent Psychiatry,* the 4-th edition. 776-792. Blackwell.
Rutgers, A., Bakermans-Kranenberg, M., van IJzendoorn, M. & van Berckelaer-Onnes, I. 2004. Autism and attachment: a meta-analytic review. *Journal of Child Psychology and Psychiatry,* 45:6. 1123-1134.
Sroufe, A. 1988. The role of infant-caregiver attachment in development. In J. Belsky & T. Nezworski(Eds.). *Clinical implications of attachment*(pp.18-40). Hillsdale, NJ: Erlbaum.
Sroufe, A. & Waters, E. 1977. Attachment as an organizational construct. Child Development, 48. 1184-1199.
Stern-Bruschweiler & Stern, D. 1989. A model for conceptualizing the role of the mother's representational world in various mother-infant therapies. *Infant Mental Health Journal,* 10. 142-156

van IJzendoon, M. 1995a. Adult attachment representations, parental responsiveness, and infant attachment: A meta-analysis on the predictive validity of the adult attachment interview. *Psychological Bulletein*, 117. 387-403.

van IJzendoon, M., Juffer, F. & Duyvesteyn, M. 1995b. Breaking the intergenerational cycle of insecure attachment: A review of the effects of attachment-based interventions on maternal sensitivity and infant security. *Journal of Child Psychology and Psychiatry*, 36. 225-248.

van IJzendoon, M., Kranenburg, M., Zwart-Woudstra, H. et al. 1991. Parental attachment and children's socio-emotional development: Some findings on the validity of the adult attachment interview in the Netherlands. *International Journal of Behavioral Development*, 14. 375-394.

Waters, E. 1995. The attachment Q-set. In E. Waters., B.E. Vaughn, G. Posada. & K. Kondo-Ikemura(Eds.). Caregiving, cultural, and cognitive perspectives on secure-base behavior and working models. *Monographs of the Society for Research in Child Development*, 60(2-3, serial No. 244). 247-254.

World Health Organization. 1992. *The ICD － 10 classification of mental and behavioral disorders: Clinical descriptions and diagnostic guidelines*. Geneva, Switzerland: Author.

Zeanah, C. 1996. Beyond insecurity: A reconceptualization of attachment disorders of infancy. *Journal of Consulting and Clinical Psychology*. 64. 42-52.

Zeanah, C. & Boris, N. 2000. Disturbances and Disorders of attachment in early childhood. In C. Zeanah(Ed.). *Handbook of Infant Mental Health* (pp.353-368). New York: Guilford Press.

第6章 反応性愛着障害について

青木豊 2005 乳幼児期の愛着障害について 児童青年精神医学とその近接領域, 46 pp.537-549.

青木豊 2006 乳幼児の愛着障害 小児内科, 38(1) pp.42-45.

青木豊・松本英夫 2006 愛着研究・理論に基礎付けられた乳幼児虐待に対するアプローチについて 児童青年精神医学とその近接領域, 47 pp.1-15.

青木豊・松本英夫・寺岡菜穂子・中村優里・大園啓子・井上美鈴・石井朋子 2005 乳幼児の愛着障害——3症例による診断基準の検討 児童青年精神医学とその近接領域, 46 pp.318-337.

庄司順一 2001 子どもの養育環境の問題と愛着障害 乳幼児医学・心理学研究, 10 pp.35-41.

本城秀次 2003 乳幼児の行動評価 精神療法, 29 pp.543-550.

前垣よし乃・森俊彦 2000 ネグレクトの1例 臨床小児科学, 43 pp.99-102.

八賀薫, 青木豊, 寺岡菜穂子, 大園啓子, 猪股誠司, 井上美鈴, 木村友昭, 松本英夫 (2005). 愛着障害の診断法 Disturbance of attachment interview 日本語版および Clinical observation assessment について. 第46回に本自動青年精神医学会総会, 177

AACAP official action. 2005. Practice parameters for the assessment and treatment of children and adolescents with reactive attachment disorder of infancy and early

childhood. *Journal of the American Academy of Child and Adolescent Psychiatry*, 44. 1206-1219.
Adam, B. 2002. Fanilies struggle to bond with kids. *The Salt Lake Tribune*, September, 29.
Ainthworth, M., Blehar, M., Water, E. et al. 1978. *Patterns of attachment, a psychological study of the Strange Situation*, Hillsdale, NJ: Erlbaum Associates.
American Psychiatric Association. 1980. *Diagnositic and statistical manual of mental disorders* (3rd ed.). Washington, DC: Author.
American Psychiatric Association. 1987. *Diagnositic and statistical manual of mental disorders* (3rd ed., rev.). Washington, DC: Author.
American Psychiatric Association. 1994. *Diagnositic and statistical manual of mental disorders* (4th ed.). Washington, DC: Author.
Boris, N., Zeanah, C., Larrieu, J. et al. 1998. Attachment disorders in infancy and early childhood. A preliminary investigation of diagnostic criteria. *American Journal of Psychiatry*, 155. 295-297.
Boris, N., Hinshaw-Fusilier, S., Smyke, A., et al. 2004. Comparing criteria for sttachment disorders: WEstablishing reliability and validity in high-risk samples. *Journal of the American Academy of Child and Adolescent Psychiatry*, 43. 568-577.
Boris, N. & Zeanah, C. 1999. Disturbances and disorders of attachment in infancy: An overview. *Infant Mental Health Journal*, 20. 1-9.
Boris,N., Aoki, Y. & Zeanah, C. 1999. The Development of Infant-Parent Attachment: Considerations for Assessment. *Infants and Young Children*, 11. 1-10.
Bowlby, J. In. Attachment and loss: Vol. 1. *Attachment*. Basic Books: New York. 1982. (Original work published 1969)
Bowlby, J. 1944. Forty-four juvenile thieves. *International Journal of Psycho-Analysis*, 25. 19-53.
Brestan, E. & Eyberg, S. (1998) .Effective psychososial treatment of conduct-disordered children and adolescents: 2 9 years, 82 studies, and 5272 kids. Journal of Clinical Child Psychology. 27,179-188.
Carlson, E. 1998. A prospective longitudinal study of attachment disorganization/ disorientation. *Child Development*, 69. 1107-1128.
Chisholm, K. 1998. A three year follow-up of attachment and indiscriminate friendliness in children adopted from Romanian orphanages. *Child Development*, 69. 1092-1106.
Chisholm, K., Carter, M., Ames, E. & Morison, S. 1995. Attachment security and indiscriminately friendly behavior in children adopted from Romanian orphanages. *Development and Psychopathology*, 7. 283-294.
Cicchetti, D., & Toth, S. 1995. Child Maltreatment and attachment organization. Goldberg & Kerr(Eds.). *Attachment Theory: Social, developmental, and Clinical perspectives*. pp.279-308. Hillsdale, NJ. Analytic Press.
Cline, F. 1992. *Hope for High Risk and Rage Filled Children*. Evergreen, CO: EC

Publication
Gaensbauer, T. & Sands, S. 1979. Distorted affective communications in abused/neglected infants and their potential impact on caretakers. *Journal of the American Academy of Child Psychiatry*, 18. 236-250.
George, C. & Main, M. 1979. Social interactions of young abused children: Approach, avoidance, and aggression. *Child Development*, 50. 306-318.
Goldfarb, W. 1943. Effects of early institutional care on adolescent personality. *Journal of Experimental Education*, 12. 106-129.
Goldfarb, W. 1945. Effects of psychological deprivation in infancy and subsequent stimulation. *American Journal of Psychiatry*, 102. 18-33.
Hart, A. & Thomas, H. 2000. Controversial attachments: the indirect treatment of foster and adopted children wvia parent co-therapy. *Attachment and Human Development*, 2. 306-327.
Herrenkohl, R. & Herrenkohl, E. 1981. Some antecedents and develop-mental consequences of child maltreatment. *New Directi0ns for Child Development*, II. 57-76.
Hinshaw-Fusilier, S., Boris, N. & Zeanah, C. 1999. Reactive attachment disorder in maltreated twins. *Infant Mental Health Journal*, 20. 42-59.
Hoffman-Plokin, D. & Twentyman, C. 1984. A multimodal assessment of behavioral and cognitie deficits in abused and neglected preschoolers. *Child Development*, 55. 794-802.
Hodges, J. & Tizard, B. 1978. The effect of institutional rearing on the development of eight-year-old children. *Journal of Child Psychology and Psychiatry*, 19. 99-118.
Hodges, J. & Tizard, B. 1989. Social and family relationships of ex-institutional adolescents. *Journal of Child Psychology and Psychiatry*, 30. 77-97.
Lieberman, A. & Pawl, J. 1988. Clinical applications of attachment theory. In J. Belsky & T. Nezworski(Eds.). *Clinical Implications of attachment*(pp.327-351). Hillsdale, NJ: Erlbaum.
Lieberman, A. & Pawl, J. 1990. Disorders of attachment and secure base behavior in the second year of life: conceptual issues and clinical intervention. In M. Greenberg & E. Cummings(Eds.). *Attachent in the preschool years*(pp.375-398). Chicago: the University of Chicago Press.
Lieberman, A. & Zeanah, C. 1995. Disorders of attachment in infancy. *Child and Adolescent Psychiatric Clinics of North America*, 4. 571-587.
Lieberman, A. & Zeanah, C. 1999. Contributions of attachment theory to infant-parent psychotherapy and other interventions with infants and young children. Cassidy, J. & Shaver, P.R.(Eds.) *Handbook of attachment: Theory, research, and clinical applications.* 55-574. New York: Guilford Press
Lieberman, A., Silverman, R. & Pawl, J. 2000. Infant-parent psychotherapy: Core concept and current approaches. Zeanah, C.H.(Eds.) *Handbook of infant mental health.* 472-484. The Guilford Press, New York
MacDonagh, S. 2000. Interactional Guidance: An approach for difficult-to-engage

families. Zeanah, C.H.(Eds.). *Handbook of infant mental health.* 485-494. The Guilford Press, New York.

Main, M. & Solomon, J. 1990. Procedure for identifying infants as disorganized/ disoritented during the Ainsworth strange stuation. In M. Greenberg & E. Cummings(Eds.). *Attachment in the preschool years*(pp.121-160). Chicago:the University of Chicago Press.

Main, M., Caplan, N. & Cassidy, J. 1985. Security in infancy, childhood and adulthood. A move to the level of representation. In Bretherton, I. & Waters, E.(Eds.). Growing points of attachment theory and research. *Monograghs of the Society for Research in Child Development,* 50. 66-104.

O'Connor, T., Bredenkamp, D. & Rutter, M. 1999. Attachment disturbances and disorders in children exposed to early severe deprivation. *Infant Mental Health Journal,* 20. 10-29.

O'Connor, T. & Zeanah, C. 2003. Attachment disorders: Assessment atrategies and treatment approaches. *Attachment and Human Development,* 5. 223-244.

Provence, S. & Lipton, R. 1962. *Infants Reared in Institutions.* New York: International University Press.

Richters, M. & Volkmar, F. 1994. Reactive attachment disorder of infancy or early childhood. *Journal of the American Academy of Child and Adolescent Psychiatry,* 33. 328-332.

Rutter, M., Anderson-Wood, L., Beckett, C., Bredenkamp, D., Castle, J. & Groothues, C. 1999. Quasi-autistic patterns following severe early global privation. *Journal of Child Psychology and Psychiatry,* 40. 537-549.

Skeels, H. 1966. Adult status of children with contrasting early life experiences. *Monographs of the Society for Research in Child Development,* 31 (Serial no. 105).

Smyke, A. & Zeanah, C. 2000. *Disturbance of Attachment Interview, DAI.* Unpublished manuscript

Smyke, A., Dumitrescu, A. & Zeanah, C. 2002. Attachment disturbances in young children, I : the continuum of caretaking casualty. *Journal of the American Academy of Child and Adolescent Psychiatry,* 41. 972-982.

Spitz, R. 1945. Hospitalism: An inquiry into the genesis of psychiatric condition in early childhood. *Psychoanalytic Study of the Child,* 1. 53-74.

Spitz, R. 1946. Anaclitic depression: An inquiry into the genesis s of psychiatric condition in early childhood, II. *Psychoanalytic Study of the Child,* 2. 313-342.

Sroufe, A. 1988. The role of infant-caregiver attachment in development. In J. Belsky & T. Nezworski(Eds.). *Clinical implications of attachment*(pp. 18-40). Hillsdale, NJ: Erlbaum.

Tadano, F. 2002. Clinical manifestations of behavioral problems and social skill development of institutionalized children with reactive attachment disorder (IDC-10). *Japanese Journal of Child and Adolescent Psychiatry,* 43(Supplement) : 56-70.

Tizard, B. & Rees, J. 1974. A comparison of the effects of adoption, restoration of the

natural mother, and continued institutionalization on the cognitive development of four-year-old children. *Child Development*, 45. 92-99.
Tizard, B. & Rees, J. 1975. The effect of early institutional raring on the behavior problems and affectional relationships of four-year-old children. *Journal of Child Psychology and Psychiatry*, 27. 61-73.
Tizard, B. & Hodges, J. 1978. The effect of early institutional raring on the development of eight-year-old children. *Journal of Child Psychology and Psychiatry*, 19. 99-118.
van IJzendoon, M., Juffer, F. & Duyvesteyn, M. 1995. Breaking the intergenerational cycle of insecure attachment: A review of the effects of attachment-based interventions on maternal sensitivity and infant security. *Journal of Child Psychology and Psychiatry*, 36. 225-248.
Zeanah, C. 1996. Beyond insecurity: A reconceptualization of attachment disorders of infancy. *Journal of Consulting and Clinical Psychology*, 64. 42-52.
Zeanah, C., Mammen, O. & Lieberman, A. 1993. Disorders of attachment. In C. Zeanah (Ed.). *Handbook of Infant Mental Health* (pp.332-349.). New York: Guilford Press.
Zeanah, C. & Emde, R. 1994. Attachment disorders in infancy. In M. Rutter, L. Hersov, & E. Taylor (Eds.). *Child and adolescent psychiatry: Modern approaches* (pp.490-504.). Oxford: Blackwell.
Zeanah, C. & Boris, N. 2000. Disturbances and Disorders of attachment in early childhood. In C. Zeanah (Ed.). *Handbook of Infant Mental Health* (pp.353-368.). New York: Guilford Press.
Zeanah, C., Smyke, A. & Dumitrescu, A. 2002. Attachment disturbances in young children, Ⅱ: Indiscriminate behavior and institutional care. *Journal of American Academy of Child and Adolescent Psychiatry*, 41. 983-989.
Zeanah, C., Scheeringa, M., Smyke, A. Boris, N. Heler, S. & Trapani, J. 2004. Reactive attachment disorder in maltreated toddlers. *Child Abuse and Neglect*, 28. 877-888.
Zeanah. C. & Larrieu, J. 1998. An intensive intervention for infants and toddlers in foster care. *Child and adolescent psychiatric clinic of North America*, 7. 357-371.

第7章 乳幼児の愛着障害――3症例による診断基準の検討
Achenbach, T. & Rescorla, L. 2000. *Manual for the ASEBA Preschool Forms and Profiles*. Burlington: University of Vormont.
Achermann, J., Dinneen, E. & Stevenson-Hinde, J. 1991. Cleaning up at 2.5 years. *British Journal of Developmental Psychology*, 9. 365-376.
Ainthworth, M., Blehar, M., Water, E. et al. 1978. *Patterns of attachment, a psychological study of the Strange Situation*. Hillsdale. NJ: Erlbaum Associates.
American Psychiatric Association. 1980. *Diagnositic and statistical manual of mental disorders* (3rd ed.). Washington, DC: Author.
American Psychiatric Association. 1987. *Diagnositic and statistical manual of mental*

disorders(3rd ed., rev.). Washington, DC: Author.
American Psychiatric Association. 1994. *Diagnositic and statistical manual of mental disorders*(4th ed.). Washington, DC: Author.
Aoki, Y., Zeanah, C., Heller, S., et al. (2002) : Parent — infant relationship global assessment scale: A study of its predictive validity. Psychiatry and Clinical Neurosciences, 56, 493 — 497.
Benoit, D., Parker, K. & Zeanah, C. 1997. Mothers' representation of their infants assessed prenatally: Stability and association with infants' attachment classifications. *Journal of Child Psychology, Psychiatry and Allied Disciplines*, 38, 307-313.
Boris, N., Hinshaw-Fusilier, S., Smyke, A. et al. 2004. Comparing criteria for sttachment disorders: WEstablishing reliability and validity in high-risk samples. *Journal of the American Academy of Child and Adolescent Psychiatry*, 43. 568-577.
Boris, N. & Zeanah, C. 1995. *Clinical Observation Assessment*, COA. Unpublished manuscript.
Boris, N., Zeanah, C., Larrieu, J. et al. 1998. Attachment disorders in infancy and early childhood. *A preliminary investigation of diagnostic criteria. American Journal of Psychiatry*, 155. 295-297.
Bowlby, J. In. *Attachment and loss*, Vol.1. Attachment. Basic Books: New York. 1982. (Original work published 1969)
Bowlby, J. 1944. Forty-four juvenile thieves. *International Journal of Psycho-Analysis*, 25, 19-53.
Bretherton, I., Ridgeway, D. & Cassidy, J. 1990. Assessing internal working models of the attachment relationship: An attachment story completion task for 3-year-olds. In M.T. Greenberg, D. Cichetti & E.M. Cummings(Eds.). *Attachment in the preschool years* (pp. 273-308.). Chicago: University of Chicago Press.
Carlson, E. 1998. A prospective longitudinal study of attachment disorganization/ disorientation. *Child Development*, 69. 1107-1128.
Carlson, V., Cicchetti, D., Barnett, D. & Braunwald, K. 1989. Disorganized/Disoriented attachment relationships in maltreated infants. *Developmental Psychology*, 25. 525-531.
Cassidy, J. & Marvin, R. 1992. *Attachment organization in preschool children: Coding guidelines*(4th ed.). Unpublished manuscript, MacArthur Working Group on Attachment Seattle, WA.
Cicchetti, D. & Toth, S. 2000. Child maltreatment in the early years of life. Osofsky, J. & Fitzgerald, H.(Eds). *WAIMH handbook of infant mental health*. 258-294, Wiley
Cicchetti, D. & Toth, S. 1995. Child Maltreatment and attachment organization. Goldberg, S. & Kerr, J.(Eds.). Attachment Theory: *Social, developmental, and Clinical perspectives*. pp.279-308. Hillsdale, NJ. Analytic Press.
Crittenden, P. 1985. Maltreated infants: Vulnerability and resilience. *Journal of Child Psychology and Psychiatry*, 26. 85-96.

Crittenden, P. 1993. Children's strategies for coping with adverse home environments: An interpretation using attachment theory. *Child Abuse and Neglect*, 16. 329-343.
Crowell, J., Feldman, S. & Ginsberg, N. 1988. Assessment of mother-child interaction in preschoolers with behavior problems. *Journal of the American Academy of Child and Adolescent Psychiatry*, 27. 303-311
Crowell, J. & Feldman, S. 1988. Mothers' internal working models of relationships and children's behavioral and developmental status: A study of mother-child interaction. *Child Development*, 59. 1273-1285.
Fagot, A. & Pears, K. 1996. Changes in attachment during the third tear: Consequences and predictions. *Development and Psychopathology*, 8. 325-344.
Gaensbauer, T. & Sands, S. 1979. Distorted affective communications in abused/neglected infants and their potential impact on caretakers. *Journal of the American Academy of Child Psychiatry*, 18. 236-250.
George, C. & Main, M. 1979. Social interactions of young abused children: Approach, avoidance, and aggression. *Child Development*, 50. 306-318.
Goldfarb, W. 1945. Effects of psychological deprivation in infancy and subsequent stimulation. *American Journal of Psychiatry*, 102. 18-33.
Herrenkohl, R. & Herrenkohl, E. 1981. Some antecedents and develop-mental consequences of child maltreatment. New Directions for Child Development, Ⅱ. 57-76.
Hinshaw-Fusilier, S., Boris, N. & Zeanah, C. 1999 . Reactive attachment disorder in maltreated twins. *Infant Mental Health Journal*, 20. 42-59.
Hoffman-Plokin, D. & Twentyman, C. 1984. A multimodal assessment of behavioral and cognitie deficits in abused and neglected preschoolers. *Child Development*, 55. 794-802.
本城秀次 2003 乳幼児の行動評価 精神療法, 29 pp.543-550.
井上美鈴・青木豊・松本英夫ら 2003 乳幼児―養育者の関係性の総合的評価法について 児童青年精神医学とその近接領域, 44 pp.293-304.
Kaufman, J. & Henrich, C. 2000. Exposure to violence and early childhood trauma. Zeanah, C.(Ed.). Handbook of Infant Mental Health.(pp.195-208). Guilford.
Lieberman, A. & Pawl, J. 1988. Clinical applications of attachment theory. In J. Belsky & T. Nezworski(Eds.). Clinical Implications of attachment(pp.327-351). Hillsdale, NJ: Erlbaum.
Lieberman, A. & Pawl, J. 1990. Disorders of attachment and secure base behavior in the second year of life: conceptual issues and clinical intervention. In M. Greenberg & E. Cummings(Eds.). Attachent in the preschool years(pp.375-398). Chicago: the University of Chicago Press.
Lieberman, A. & Zeanah, C. 1995. Disorders of attachment in infancy. *Child and Adolescent Psychiatric Clinics of North America*, 4. 571-587.
Lyons-Ruth, K. 1996. Disturbed Caregiving System: Relations among childhood trauma, maternal caregiving, and infant affect and attachment. *Infant Mental*

Health Journal, 17. 257-275.
前垣よし乃・森俊彦　2000　ネグレクトの1例　臨床小児科学, 43　pp.99-102.
Main, M., Caplan, N. & Cassidy, J. 1985. Security in infancy, childhood and adulthood. A move to the level of representation. In Bretherton, I. & Waters, E.(Eds.). Growing points of attachment theory and research. *Monograghs of the Society for Research in Child Development*, 50. 66-104.
Main, M. & Solomon, J. 1990. Procedure for identifying infants as disorganized/disoritented during the Ainsworth strange stuation. In M. Greenberg & E. Cummings(Eds.). *Attachment in the preschool years.*(pp.121-160.). Chicago:the University of Chicago Press.
水口公信・下仲順子・中里克治　1991　STAI 使用手引き　三京房
O'Connor, T. & Zeanah, C. 2003. Attachment disorders: Assessment atrategies and treatment approaches. *Attachment and Human Development*, 5. 223-244.
Provence, S. & Lipton, R. 1962. *Infants Reared in Institutions*. New York: International University Press.
Richters. M. & Volkmar, F. 1994. Reactive attachment disorder of infancy or early childhood. *Journal of the American Academy of Child and Adolescent Psychiatry*, 33. 328-332.
Schumm, W.R., Paff-Bergen, L.A., Hatch, R.C., Obiorah, F.C., Copeland, J.M., Meens, L.D. & Bugaighis, M.A. 1986. Concurrent and discriminant validity of the Kansas amarital satisfaction scale. *Journal of marriage and the family*, 48. 381-387.
Skeels, H. 1966. Adult status of children with contrasting early life experiences. *Monographs of the Society for Research in Child Development*, 31.(Serial no. 105).
島悟　1998　NIMH 原版準拠／CES-D Scale　うつ病／自己評価尺度　千葉テストセンター
庄司順一　2001　子どもの養育環境の問題と愛着障害　乳幼児医学・心理学研究, 10　pp.35-41.
Smyke, A. & Zeanah, C. 2000. *Disturbance of Attachment Interview, DAI*. Unpublished manuscript.
Smyke, A., Dumitrescu, A. & Zeanah, C. 2002. Attachment disturbances in young children, I : the continuum of caretaking casualty. *Journal of the American Academy of Child and Adolescent Psychiatry*, 41. 972-982.
Spitz, R. 1945. Hospitalism: An inquiry into the genesis of psychiatric condition in early childhood. *Psychoanalytic Study of the Child*, 1. 53-74.
Spitz, R. 1946. Anaclitic depression: An inquiry into the genesis s of psychiatric condition in early childhood, Ⅱ. *Psychoanalytic Study of the Child*, 2. 313-342.
Sroufe, A. 1988. The role of infant-caregiver attachment in development. In J. Belsky & T. Nezworski(Eds.). *Clinical implications of attachment*(pp.18-40). Hillsdale, NJ: Erlbaum.
Thomas, J.M. & Clark, R. 1998. Disruptive Behavior in the Very Young Child Diagnostic Classification: 0-3 guides Identification of Risk Factors and Relational Interventions. *Infant Mental Health Journal*, 19. 229-244.
Tizard, B. & Rees, J. 1974. A comparison of the effects of adoption, restoration of the

natural mother, and continued institutionalization on the cognitive development of four-year-old children. *Child Development*, 45. 92-99.

Tizard, B. & Rees, J. 1975. The effect of early institutional raring on the behavior problems and affectional relationships of four-year-old children. *Journal of Child Psychology and Psychiatry*, 27. 61-73.

Tizard, B. & Hodges, J. 1978. The effect of early institutional raring on the development of eight-year-old children. *Journal of Child Psychology and Psychiatry*, 19. 99-118.

von Hofacker, N. & Papousek, M. 1998. Disorders of Excessive Crying, Feeding and Sleeping: the Munich Interdisciplinary Research and Intervention Program. *Infant Mental Health Journal*, 19. 180-201.

Zeanah, C. 1996. Beyond insecurity: A reconceptualization of attachment disorders of infancy. *Journal of Consulting and Clinical Psychology*, 64. 42-52.

Zeanah, C. & Barton, M. 1989. Internal representations and parent-infant relationships. *Infant Mental Health Journal*, 10. 135-141.

Zeanah, C., Benoit, D., Hirshberg, L. et al. 1994. Mothers' representation of their infants are concordant with infant attachment classifications. *Developmental Issues in psychiatry and psychology*, 1. 9-18.

Zeanah, C. & Benoit, D. 1995. Clinical applications of a parent perception interview. *Child and Adolescent Psychiatry Clinics of North America*, 4. 539-554.

Zeanah, C. & Boris, N. 2000. Disturbances and Disorders of attachment in early childhood. In C. Zeanah(Ed.). *Handbook of Infant Mental Health*(pp.353-368). New York: Guilford Press.

Zeanah, C. & Emde, R. 1994. Attachment disorders in infancy. In M. Rutter, L. Hersov & E. Taylor(Eds.) *Child and adolescent psychiatry: Modern approaches*(pp.490-504). Oxford: Blackwell.

Zeanah, C., Larrieu, J. & Heller, S. et al. 2000. Infant-Parent relationship assessment. In C. Zeanah(Ed.). *Handbook of Infant Mental Health*(pp.222-235). New York: Guilford Press.

Zeanah, C., Mammen, O. & Lieberman, A. 1993. Disorders of attachment. In C. Zeanah (Ed.). *Handbook of Infant Mental Health* (pp.332-349). New York: Guilford Press.

Zeanah, C., Smyke, A. & Dumitrescu, A. 2002. Attachment disturbances in young children, II: Indiscriminate behavior and institutional care. *Journal of American Academy of Child and Adolescent Psychiatry*, 41. 983-989.

Zero to Three/National Center for Clinical Infant Programs. 1994. *Diagnostic Classification of Mental Health and Developmental Disorders of Infancy and Early Childhood*, PIRGAS; 67-69. 本城秀次・奥野光(訳) 1997 精神保健と発達障害の診断基準——0歳から3歳まで親子関係の包括的アセスメント尺度 ミネルヴァ書房 pp.99-103.

第8章 被虐待乳幼児に対するトラウマ治療と愛着治療

青木豊 2004 乳幼児期における外傷後ストレス障害(PTSD) 児童青年精神医学とそ

の近接領域, 45 pp.130-139.
青木豊 2005 乳幼児期の愛着障害について 児童青年精神医学とその近接領域, 46(5), pp.537-549.
青木豊 2007 平成18年度厚生労働科学研究費補助金(子ども家庭総合研究事業)児童虐待等の子どもの被害 および子どもの問題行動の予防・介入・ケアに関する研究 pp.651-680.
青木豊・松本英夫・寺岡菜穂子・中村優里・大園啓子・井上美鈴・石井朋子 2005 乳幼児の愛着障害──3症例による診断基準の検討 児童青年精神医学とその近接領域, 46 pp.318-337.
青木豊・松本英夫・加藤由起子・小石誠二・小石慎子・井上美鈴・森本麻穂 2010 暴力への曝露による乳幼児期外傷後ストレス障害(PTSD)の1症例── 乳幼児期におけるPTSDの存在と診断をめぐって 子どもの虐待とネグレクト, 12 pp.423-434.
遠藤利彦 2007 アタッチメント理論とその実証的研究を俯瞰する 数井みゆき・円筒利彦(編) アタッチメントと臨床領域 ミネルヴァ書房 p.1-44.
奥山眞紀子 2005 虐待を受けた子どものトラウマと愛着 トラウマティック・ストレス, 3. pp.3-11.
数井みゆき 2007 子どもの虐待とアタッチメント 数井みゆき・円筒利彦(編) アタッチメントと臨床領域 ミネルヴァ書房 pp.79-95.
庄司順一 2001 子どもの養育環境の問題と愛着障害 乳幼児医学・心理学研究, 10 pp.35-41.
西澤哲 2002 トラウマの臨床心理学 金剛出版
西澤哲 2007 子どもとケアワーカーへの愛着治療 「虐待臨床をアタッチメントの視点から考える」2007年度 児童思春期講座 明治安田こころの健康財団
森田展彰 2007 児童福祉ケアの子どもが持つアタッチメントの問題に対する援助 数井みゆき・円筒利彦(編) アタッチメントと臨床領域 ミネルヴァ書房 pp.186-203.
八賀薫・青木豊・寺岡菜穂子ら 2005 愛着障害の診断法 Disturbance of attachment interview 日本語版および Clinical observation assessment について 第46回日本自動青年精神医学会総会. 177

Ajdukovic, M. 1998. Displaced adolescents in Croatia: Sources of stress and posttraumatic stress reaction. *Adolesc*, 33. 209-217.
American Psychiatric Association. 1994. *Diagnositic and statistical manual of mental disorders* (4th ed.). Washington, DC: Author.
Boris, N., Zeanah, C., Larrieu, J. et al. 1998. Attachment disorders in infancy and early childhood. *A preliminary investigation of diagnostic criteria*. *Am.J.Psychiatry*, 155. 295-297.
Boris, N., Hinshaw-Fuselire, S., Smyke, A. et al. 2004. Comparing criteria for attachment disorders: Establishing reliability and validity in high-risk samples. J. Am. Acad. Child Adolesc. *Psychiatry*, 43. 568-577.
Boris, N. & Zeanah, C. 1999. Disturbances and disorders of attachment in infancy: An overview. *Infant Mental Health J*, 20. 1-9.
Bowlby, J. 1982. In. Attachment and loss: Vol.1. *Attachment*. Basic Books: New York. (Original work published 1969)

Breton, J., Valla, J. & Lambert, J. 1993. Industrial disaster and mental health of children and their parents. Am. Acad. Child Adolesc. *Psychiatry*, 32. 438-445.

Burke, J., Borus, J., Burns, B. et al. 1982. Changes in children's behavior after a natural disaster. Am. J. *Psychiatry*, 139. 1010-1014.

Carlson, V., Cicchetti, D., Barnett, D. et al. 1989. Disorganized/Disoriented attachment relationships in maltreated infants. Dev. *Psychol*, 25. 525-531.

Ciccheti, D. & Toth, S. 2000. Child maltreatment in the early years of life. Osofsky, J. & Fitzgerald, H.(Eds). *WAIMH handbook of infant mental health*. 258-294. Wiley.

Cicchetti, D. & Toth, S. 1995. Child Maltreatment and attachment organization. Goldberg & Kerr(Eds.). *Attachment Theory: Social, developmental, and Clinical perspectives*. 279-308. Hillsdale, NJ. Analytic Press.

Crittenden, P. 1985. Maltreated infants: Vulnerability and resilience. J.Child Psychol. *Psychiatry*, 26. 85-96.

Crittenden, P. 1993. Children's strategies for coping with adverse home environments: An interpretation using attachment theory. *Child Abuse Negl.*, 16. 329-343.

Debinger, E., Steer, R. & Lipmann, J. 1999. Maternal factors associated with sexually abused children's psychosocial adjustment. Child Maltreatment: J Am. *Professional Society Abuse Children*, 4. 13-20.

Gaensbauer, T., Chtoor, I., Drell, M., Siegel, D. & Zeanah, C. 1995. Traumatic loss in a one-year-old girl. Am. Acad. Child Adolesc. *Psychiatry*, 34. 520-528.

Handford, H., Nayes, S., Mattison, R. et al. 1986. Child and parent reaction to the Three Mile Island nuclear accident. Am. Acad. Child Adolesc. *Psychiatry*, 25. 346-356.

Kaufman, J. & Henrich, C. 2000. Exposure to violence and early childhood trauma. Zeanah, C.(Ed.). *Handbook of Infant Mental Health*(pp.195-208). Guilford.

Laor, N., Wolmer, L., Mayes, L. et al. 1996. Israeli preschoolers under Scud missile attacks. Arch Gen. *Psychiatry*, 53. 416-423.

Lieberman, A. 1991. Attachment theory and infant-parent psychotherapy: Some conceptual, clinical, and research considerations. In D. Cicchetti(Ed.). *Rochester symposium on developmental psychopathology*(Vol.3, pp.261-287). Rochester, NY: University of Rochester Press.

Lieberman, A., Silverman, R. & Pawl, J. 2000. Infant-parent psychotherapy: Core concept and current approaches. Zeanah, C.H.(Eds.). *Handbook of infant mental health*. 472-484. The Guilford Press, New York

Lyons-Ruth, K. 1996. Disturbed Caregiving System: Relations among childhood trauma, maternal caregiving, and infant affect and attachment. *Infant Mental Health J*, 17. 257-275.

MacFarlane, A. 1987. Posttraumatic phenomena in a longitudinal study of children following a natural disaster. Am. Acad. Child Adolesc. *Psychiatry*, 26. 764-769.

MacDonagh, S. 2000. Interactional Guidance: An approach for difficult-to-engage families. Zeanah, C.H.(Eds.). *Handbook of infant mental health*. 485-494. The

Guilford Press, New York.

Rossman, B., Bingham, R. & Emde, R. 1997. Symptomatology and adaptive functioning for children exposed to normative stressor, dog attack, and parental violence. Am. Acad. Child Adolesc. *Psychiatry*, 36. 1089-1097.

Scheeringa, M., Zeanah, C., Drell, M. et al. 1995. Two approaches to the diagnosis of post-traumatic disorder in infancy and early childhood. Am. Acad. Child Adolesc. *Psychiatry*, 34. 191-200.

Scheeringa, M., Peebles, C., Cook, C. et al. 2000. Toward establishing procedural, criterion, and discriminant validity for PTSD in early childhood. Am. Acad. Child Adolesc. *Psychiatry*, 40. 52-60.

Scheeringa, M., Zeanah, C., Myers, L. et al. 2005. Predictive validity in a prospective follow-up of PTSD in preschool children. Am. Acad. Child Adolesc. *Psychiatry*, 44. 899-906.

Smyke, A., Dumitrescu, A. & Zeanah, C. 2002. Attachment disturbances in young children, I: the continuum of caretaking casualty. Am. Acad. Child Adolesc. *Psychiatry*, 41. 972-982.

van IJzendoon, M., Juffer, F. & Duyvesteyn, M. 1995. Breaking the intergenerational cycle of insecure attachment: A review of the effects of attachment-based interventions on maternal sensitivity and infant security. *J Child Psychol Psychiatry*, 36. 225-248.

Wasserstein, S. & LaGreca, A. 1998. Hurricane Andrew: Parent conflict as a moderator of children's adjustment. *Hispanic J Beh Sci*, 20. 132-145.

Zeanah, C., Mammen, O. & Lieberman, A. 1993. Disorders of attachment. In C. Zeanah (Ed.). *Handbook of Infant Mental Health*(pp.332-349). New York: Guilford Press.

Zeanah, C. & Emde, R. 1994. Attachment disorders in infancy. In M. Rutter, L. Hersov & E. Taylor(Eds.). *Child and adolescent psychiatry: Modern approaches*(pp.490-504). Oxford: Blackwell.

Zeanah, C. 1996. Beyond insecurity: A reconceptualization of attachment disorders of infancy. *J Consult Clin Psychol*, 64. 42-52.

Zeanah, C. & Boris, N. 2000. Disturbences and Disorders of attachment in early childhood. In C. Zeanah(Ed.). *Handbook of Infant Mental Health*(pp.353-368). New York: Guilford Press.

Zeanah, C. & Burk, G. 1984. A young child witnessed mother's murder: therapeutic and legal considerations. *Am J Psychother*, 38. 132-145.

第9章　愛着研究・理論に基礎づけられた乳幼児虐待に対するアプローチについて

青木豊　2003　乳幼児─親臨床　精神療法，29　pp.518-526.

青木豊　2004　乳幼児期における外傷後ストレス障害（PTSD）　児童青年精神医学とその近接領域，45　pp.130-139.

青木豊・松本英夫・大屋彰利他　2003　幼児期の愛着障害──症例による診断基準の検討　2002年度安田生命社会事業団研究助成論文集　pp.74-83.

青木豊・松本英夫・寺岡菜穂子他　2005　乳幼児の愛着障害──3症例による診断基準の

検討　児童青年精神医学とその近接領域，46　pp.318-337.
井上美鈴・青木豊・松本英夫他　2003　乳幼児―養育者の関係性の総合的評価法について　児童青年精神医学とその近接領域，44　pp.293-304.
厚生労働省　2002　児童虐待防止法施行後の志望症例の概要．乳幼児虐待ハイリスク養育者への支援に必要な技能の研修前期プログラム　（別紙2）p43．財団法人　日本公衆衛生協会　平成14年度地域保険総合推進事業　「乳幼児を虐待する養育者への支援技術の普及に関する検討会」
堤啓　1998　育児困難を主訴とした10症例の治療経過　九州神経精神医学．44 pp.242-251.
山崎知己・帆足英一　2002　乳幼児虐待症例への"介入と援助"に必要となるリスク評価　小児の精神と神経，42　pp.5-14.
AACAP official action. 1997. Practice parameters for the psychiatric assessment of infant and toddlers(0-36 months). *Journal of the American Academy of Child and Adolescent Psychiatry*, 36. 21S-36S.
Ainthworth, M., Blehar, M., Water, E. et al. 1978. *Patterns of attachment, a psychological study of the Strange Situation.* Hillsdale, NJ: Erlbaum Associates.
Anisfeld, E., Casper, V., Nozyce, M., et al. 1990. Does infant carrying promote attachment? An experimental study of the effects of increased physical contact on the development of attachment. *Child Development*, 61. 1617-1627.
Belsky, J., Povine, M. & Taylor, D.G. 1984. The Pennsylavnia infant and family development project, Ⅲ: The origins of individual differences in infant-mother attachment: Maternal and infant contributions. *Child Development*, 55. 718-728.
Belsky, J. 1993. Etiology of child maltreatment: A developmentl-ecological analysis. *Psychological Bullitein*, 114. 413-434.
Boris, N., Zeanah, C., Larrieu, J. et al. 1998. Attachment disorders in infancy and early childhood. A preliminary investigation of diagnostic criteria. *American Journal of Psychiatry*, 155. 295-297.
Boris,N., Hinshaw-Fuselire,S., Smyke, A. et al. 2004. Comparing criteria for attachment disorders: Establishing reliability and validity in high-risk samples. *Journal of the American Academy of Child and Adolescent Psychiatry*, 43. 568-577.
Bretherton, I. 1985. Attachment theory: Retrospect and prospect. In I. Bretherton & E. Waters(Eds.). Growing points of attachment theory and research. *Monographs of the Society for Research in Child Development*, 50(1-2, Serial No. 209). 3-35.
Bretherton, I., Oppenheim, D. & Buchsbaum, H. 1990a. MacArthur Story-Stem Battery. Unpublished mannual.
Bretherton, I., Ridgeway, D. & Cassidy, J. 1990b. Assessing internal working models of the attachment relationship: An attachment story completion task for 3-ysar-olds. In M. Greenberg, D. Cicchetti, & E. Cummings(Eds.) *Attachment in the preschool years*(pp. 273-308). Chicago: University of Chicago Press.
Bowlby, J. 1982. Attachment and loss: Vol.1. *Attachment*. Basic Books: New York. (Original work published 1969)

Carlson, V., Cicchetti, D., Barnett, D. et al. 1989. Disorganized/Disoriented attachment relationships in maltreated infants. *Developmental Psychology*, 25. 525-531.

Cicchetti, D. & Toth, S. 1995. Child Maltreatment and attachment organization. Goldberg & Kerr(Eds.). *Attachment Theory: Social, developmental, and Clinical perspectives*. 279-308. Hillsdale, NJ. Analytic Press.

Ciccheti, D. & Toth, S. 2000. Child maltreatment in the early years of life. Osofsky, J. & Fitzgerald, H.(Eds). *WAIMH handbook of infant mental health*. 258-294, Wiley.

Ciccheti, D. & Lynch, M. 1993. Toward an ecological/transitional model of community violence and child maltreatment: Consequences for children's development. *Psychiatry*, 56. 96-118.

Ckington, I. 1996. *Motherhood and Mental Health*. Oxford University Press.

Crittenden, P. 1985. Maltreated infants: Vulnerability and resilience. *Journal of Child Psychology and Psychiatry*, 26. 85-96.

Crittenden, P. 1992. Treatment of anxious attachment in infancy and early childhood. *Development and Psychopathology*, 4. 575-602.

Crittenden, P. 1993. Children's strategies for coping with adverse home environments: An interpretation using attachment theory. *Child Abuse and Neglect*, 16. 329-343.

Crowell, J. & Feldman, S. 1991. Mother's working models of attachment relationships and mother and child behavior during separation and reunion. *Developmental Psychology*, 27. 597-605.

DeBellis, M., Keshevan, M., Clark, D. et al. 1999. Developmental traumatology, part II: *Brain development, Biological Psychiatru*, 45. 1271-1284.

Egeland, B. 1979. Preliminary results and a prospective study of antecedents of child abuse. *Child Abuse and Neglect*, 3. 269-278.

Egeland, B., Jacobviz, D. & Sroufe, A. 1988. Breaking the Cycle of Abuse. *Child Development*, 59. 1080-1088.

Erickson, M., Korfmacher, J. & Egeland, B. 1992. Attachment past and present: Implications for therapeutic intervention with mother-infancy dyads. *Development and Psychopathology*, 4. 495-507.

Ertem, I., Lecenthal, J. & Dobbs, S. 2000. Intergenerational continuity of child abuse: how good is the evidence? The Lancet, 356. 814-819.

Fonagy, P., Steele, H., & Steele, M. 1991. Maternal representations of attachment during pregnancy predict the organization of infant-mother attachment at one year of age. *Child Development*, 62. 891-905.

Fraiberg, S. 1980. Clinical studies in infant mental health: The first year of life. Fraiberg(Ed.). Tavistock Publication; London.

Fraiberg, S., Adelson, E, & Shapiro, V. 1975. Ghosts in the Nursery. *Journal of the American Academy of Child Psychiatry*, 14. 387-422.

Gaensbauer, T. & Siegel, C. 1995. Therapeutic approaches to posttraumatic stress

disorder in infants and toddlers. *Infant Mental Health Journal*, 16. 292-305.
Glasser, M., Kolvin, I., Cambell, D. et al. 2001. Cycle of child sexual abuse: links between being a victim and becoming a perpetrator. *British Journal of Psychiatry*, 179. 482-494.
Grossmann, K., Grossmann, K.E., Spangler.,G. et al. 1985. Maternal sensitivity and newborn's orientation responses as related to quality of attachment in northern Germany. Bretherton, I. & Waters, E.(Eds.). Growing points in attachment theory and research(pp. 233-268). *Monographs of the Society for Research in Child Development*, 50(1-2, Serial No. 209).
Grossmann, K., Fremmer-Bombik, E., Rugolph,J. et al. 1988. Maternal attachment representations as related to pattern of infant-mather attachment and maternal care during the first year. Hinde, R.A. & Stevenson-Hinde, J.(Eds.). *Relations between relationships within families*(pp.241-260). Oxford, England: Clarendon Press.
Hunter, R., & Kilstrom, N. 1979. Breaking the cycle in abusive families. *American Journal of Psychiatry*, 136. 1320-1322.
Hunter, R., Kilstorm, N., Kraybill, E., et al. 1978. Antecedents of child abuse and neglect in premature infants: a prospective study in a newborn intensive care unit. *Pediatrics*, 61. 629-635
Isabella, R.A. 1993. Origins of attachment: Maternal interactive behavior across the first year. *Child Development*, 64. 605-621.
Jacobson, S. & Frye, K. 1991. Effect of maternal social support on attachment: Experimental evidence. *Child Development*, 62. 572-582.
Kaufman, J., & Zigler, E. 1987. Do abused children become abusive parents? *American Journal of Orthopsychiatry*, 57. 186-192.
Kaufman, J. & Mannarino, A. 1995. Evaluation of child maltreatment. Ammerman, R.T. & Hersen, M.(Eds.). *Handbook of child behavior therapy in psychiatric setting* (pp.73-92.). New York: Wiley.
Kaufman, J. & Henrich, C. 2000. Exposure to violence and early childhood trauma. Zeanah, C.(Ed.) *Handbook of Infant Mental Health* (pp.195-208)GuilfordKeiley, M., Howe, T., Dodge, K., et al. 2001 The timing of child physical maltreatment: A cross-domain growth analysis of impact on adolescent externalizing and internalizing problems. *Development and psychopathology*, 13. 891-912.
Lieberman, A. 1991. Attachment theory and infant-parent psychotherapy: Some conceptual, clinical, and research considerations. In D. Cicchetti(Ed.). *Rochester symposium on developmental psychopathology* (Vol. 3, pp.261-287). Rochester, NY: University of Rochester Press.
Lieberman, A., Weston, D. & Pawl, J. 1991. Preventive intervention and outcome with anxiously attached dyads. *Child Development*, 62. 199-209.
Lieberman, A. & Zeanah, C. 1995. Disorders of attachment in infancy. *Child and Adolescent Psychiatric Clinics of North America*, 4. 571-587.
Lieberman, A. & Zeanah, C. 1999. Contributions of attachment theory to infant-

parent psychotherapy and other interventions with infants and young children. Cassidy, J. & Shaver, P.R.(Eds.). *Handbook of attachment: Theory, research, and clinical applications.* 55-574. New York: Guilford Press

Lieberman, A.., Silverman, R. & Pawl, J. 2000. Infant-parent psychotherapy: Core concept and current approaches. Zeanah, C.H.(Eds.). *Handbook of infant mental health.* 472-484, The Guilford Press, New York.

Lyons-Ruth, K., Connell, D., Grnebaum, H. et al. 1990. Infants at social risks: maternal depression and family support services as mediators of infant development and security of attachment. *Child Development,* 61. 85-98.

Lyons-Ruth, K. 1996. Disturbed Caregiving System: Relations among childhood trauma, maternal caregiving, and infant affect and attachment. *Infant Mental Health Journal,* 17. 257-275.

MacDonagh, S. 2000. Interactional Guidance: An approach for difficult-to-engage families. Zeanah, C.H.(Eds.). *Handbook of infant mental health.* 485-494. The Guilford Press, New York

Main, M., Caplan,N. & Cassidy, J. 1985. Security in infancy, childhood and adulthood. A move to the level of representation. In Bretherton & Waters(Eds.). Growing points of attachment theory and research. *Monograghs of the Society for Research in Child Development,* 50. 66-104.

Main, M. & Hesse, E. 1990. Parents' unresolved traumatic experiences are related to infant disorganized attachment status: Is frightened and/or frightening parental behavior the linking mechanism? In M.Greenberg, D. Cichetti & E.M. Cummings (Eds.) . *Attahcment in the preschool years: Theory, research and intervention*(pp. 161-184). Chicago: University of Chicago Press.

Manly, J., Kim, J., Rogosch, F. et al. 2001. Dimensions of child maltreatment and children's adjustment: Contributions of developmental timing and subtype. *Development and psychopathology,* 13. 759-782.

Marvin R., Cooper, G., Hoffman, K. et al. 2002. The circle of security project: attachment-based intervention with caregiver-preschool child dyads. *Attachment and Human Development,* 4. 107-124.

Perry, B., Pollard, R., Blakley, T. et al. 1995. Childhood trauma, the neurology of adaptation, and "use-dependent" development of the brain: How "state" become "traits." *Infant Mental Health Journal,* 16. 271-291.

Person, J., Cohn, D., Cowan, P. et al. 1994. Earned- and Continuous-security in Adult Attachment: Relation to Depressive Symptomatology and Parenting Style. *Development and Psychopathology,* 6. 359-373.

Phelps, J., Belsky, J. & Crnic, K. 1998. Earned Security, Daily Stress, and Parenting: A Comparison of Five Alternative Models. *Development and Psychopathology,* 10. 21-38

Pynoos, R., Steinberg, A. & Wraith, R. 1995. A developmental model of childhood traumatic stress. Cicchetti, D. & Cohen, D.(Eds). *Developmental psychopathology. Volume 2: Risk, disorder, and adaptation*(pp. 57-80). New York: Wiley.

Rosemary, S.H. & Kilstrom, N. 1979. Breaking the Cycle in Abusive Families. *American Journal of Psychiatry*,10, 1320-1322.

Sameroff, A. & Emde, R.(Eds.) 1989. *Relatinoship disturbances in early childhood*. New York: Basic Book.

Scheeringa, M. & Zeanah, C. 1995. Symptom expression and trauma variables in children under 48 months of age. *Infant Mental Health Journal*, 16. 259-270.

Scheeringa, M., Zeanah, C., Drell, M. et al. 1995. Two approaches to the diagnosis of post-traumatic disorder in infancy and early childhood. *Journal of the American Academy of Child and Adolescent Psychiatry*, 34. 191-200.

Scheeringa, M., Zeanah, C. & Peebles, C. 1997. Relational posttraumatic stress disorder: A new disorder? *Paper presented at the 44th Annual meeting of the American Academy of Child and Adolescent Psychiatry*. Toronto.

Scheeringa, M. & Garnsbauer, T.J. 2000. Posttraumatic stress disorder Zeanah, C(Ed.) *Handbook of Infant Mental Health* (pp. 369-381). Guilford

Scheeringa, M., Peebles, C., Cook, C. et al. 2000. Toward establishing procedural, criterion, and discriminant validity for PTSD in early childhood. *Journal of the American Academy of Child and Adolescent Psychiatry*, 40. 52-60.

Scheeringa, M., Zeanah, C., Myers, L. et al. 2003. New findings on alternative criteria for PTSD in preschool children. *Journal of the American Academy of Child and Adolescent Psychiatry*, 42. 561-570.

Smith S. & Hanson, R. 1975. Interpersonal relationships and child-reading practices in parents of battered children. *British Journal of Psychiatry*, 127. 513-525.

Smith,J. & Adler, R. 1991. Children hospitalized with child abuse and neglect: A case-control study. *Child Abuse and Neglect*, 15. 437-445.

Smyke, A., Dumitrescu, A. & Zeanah, C. 2002. Attachment disturbances in young children, I: The Continuum of caretaking casualty. *Journal of the American Academy of Child and Adolescent Psychiatry*, 41. 972-982.

Sroufe, A. & Waters, E. 1977. Attachment as an organizational construct. *Child Development*, 48. 1184-1199.

Stern-Bruschweiler & Stern, D. 1989. A model for conceptualizing the role of the mother's representational world in various mother-infant therapies. *Infant Mental Health Journal*, 10. 142-156.

Stern, D. 1995. The Motherhood Constellation. Basic Books.

Steevenson, J. 1999. The treatment of the long-term sequelae of child abuse. *Journal of Child Psychology and Psychiatry*, 40. 89-111.

Terr, L. 1988. What happens to early memories of trauma? A study of twenty children under age five at the time of documented traumatic events. *Journal of the American Academy of Child and Adolescent Psychiatry*, 27. 96-104.

Toth, S. & Ciccheti, D. 1993. Child maltreatment: Where do we go from here in our treatment of victims? In Ciccheti, D. & Toth, S.L.(Eds.). *Child abuse, child development and social policy* (pp. 399-438). Norwood, NJ: Ablex

Toth, S, Maughan, A., Manly, J. et al. 2002. Ther relative efficacy of two interventions in altering maltreated preschool children's representational models: Implications for attachment theory. *Development and Psychopathology*, 14. 877-908.

U.S. Department of Health and Human Services, National Center on Child Abuse and Neglect. 1997. *Child maltreatment 1995: Reports from the states to the national center on child abuse and neglect data system*. Washington, DC: U.S. government Printing Office.

van IJzendoon, M., Kranenburg, M., Zwart-Woudstra, H. et al. 1991. Parental attachment and children's socio-emotional development: Some findings on the validity of the adult attachment interview in the Netherlands. *International Journal of Behavioral Development*, 14. 375-394.

van IJzendoon, M., Juffer, F. & Duyvesteyn, M. 1995a. Breaking the intergenerational cycle of insecure attachment: A review of the effects of attachment-based interventions on maternal sensitivity and infant security. *Journal of Child Psychology and Psychiatry*, 36. 225-248.

van IJzendoon, M. 1995b. Adult attachment representations, parental responsiveness, and infant attachment: A meta-analysis on the predictive validity od the adult attachment interview. *Psychological Bulletein*, 117. 387-403.

Wallerstein, R. 1986. Forty-two lives in treatment. *A study of psychoanalysis and psychotherapy*. New York: Guilford Press.

Ward, M., Kessler, D. & Altman, S. 1993. Infant-mother attachment in children with failure to thrive. *Infant Mental Health Journal*, 14. 208-220.

Zeanah, C. & Emde, R. 1994. Attachment disorders in infancy. In M. Rutter, L. Hersov, & E. Taylor(Eds.). *Child and adolescent psychiatry: Modern approaches* (pp.490-504). Oxford: Blackwell.

Zeanah, C. 1996. Beyond insecurity: A reconceptualization of attachment disorders of infancy. *Journal of Consulting and Clinical Psychology*, 64. 42-52.

Zeanah. C. & Larrieu, J. 1998. An intensive intervention for infants and toddlers in foster care. *Child and adolescent psychiatric clinic of North America*, 7. 357-371.

Zeanah, C. & Boris, N. 2000. Disturbences and Disorders of attachment in early childhood. In C. Zeanah(Ed.). *Handbook of Infant Mental Health*(pp.353-368). New York: Guilford Press.

Zeanah, C., Larrieu, J., Heller, S. et al. 2001. Evaluation of a preventive intervention for maltreated infants and toddlers in foster care. *Journal of American Academy of Child and Adolescent Psychiatry*, 40. 214-221.

Zeanah,C., Larrieu, J., Heller, S. et al. 2000. Infant-parent relationship assessment. Zeanah, C.(Ed.). *Handbook of Infant Mental Health* (pp.222-235). Guilford.

Zeanah,C., Smyke, A. & Dumitrescu, A. 2002. Attachment disturbances in young children, Ⅱ: Indiscriminate behavior and institutional care. *Journal of the American Academy of Child and Adolescent Psychiatry*, 41. 983-989.

Zero to Three. 1994. *Diagnostic Classification of Mental Health and Developmental Disorders of Infancy and Early Childhood*. Washington, DC. National Center for Clinical Infant Programs. 本城秀次・奥野光 2000 精神保健と発達障害の診断基準――0歳から3歳まで ミネルヴァ書房

おわりに

　私は，本書で読者がある側面から乳幼児精神医学・保健について垣間みられるよう努力した。第一の側面とは，この領域を貫く最重要のプリンシパルの1つ，乳幼児―養育者の関係性についてである。その概念化，関係性の領域，実際の評価法について記述した。第二に，この関係性が歪んでしまったケースに用いられる介入について，代表的な技法を概観した。とくに表象志向的親―乳幼児精神療法については，比較的詳細に記載したつもりである。また私個人の臨床経験から，同治療法の技法をまとめた。この領域で仕事をされている方々や，精神療法・心理療法をされている方々から，ご意見・ご批判をいただければ幸いである。第三の側面は，アタッチメントとその障害についてである。この障害にかかわる乳幼児虐待についても一部記載した。

　乳幼児精神保健は，わが国においてもその実践については古い歴史があろうと思う。しかし実証的な研究にもとづいた臨床研究やその実践については，かならずしも先進的であるとはいいがたい。乳幼児の心の発達を支援することの重要性を考えれば，本書で私が描こうとした領域についても，わが国におけるさらなる研究と実践の報告が期待される。そのためには，現在この領域で働いている方々（私も含めて）がその仕事を発展させる必要がある。そして何より，多くの若い臨床家や研究者がこの領域で活躍してくれることを願う。

　　　　　　　　　　　　　　　　　　　　　　　　　　2012 年　吉日
　　　　　　　　　　　　　　　　　　　　　　　　　　　青木　豊

人名索引

あ行
青木（Aoki）　18
ウイニコット（Winnicott）　6
エインズワース（Ainsworth）　115
エムデ（Emde）　28
エリクソン（Erickson）　178, 180

か行
キャスディ（Cassidy）　136
クラーク（Clark）　31
クラメール（Cramer）　46
クリテンデン（Crittenden）　18
クロウウェル（Crowell）　137

さ行
ジーナ（Zeanah）　18, 117, 135
シュリンガー（Scheeringa）　160
スキーリンガ（Scheeringa）　18
スターン（Stern）　4, 22

た行
デイラーラ（Dilalla）　18

は行
ファン・アイゼンドーン（van IJzendoorn）　112, 114, 175
フィールド（Field）　18
フェルドマン（Feldman）　137
フライベルク（Fraiberg）　51, 179
フロイト（Frued, S.）　3
ボウルビィ（Bowlby）　113
ボリス（Boris）　119

ま行
マーヴィン（Marvin）　136
マーラー（Mahler）　3
マクドウノウ（MacDonough）　48
メイン（Main）　115

ら行
ラリュー（Larrieu）　137
リーバーマン（Lieberman）　48, 178

事項索引

あ行
愛着障害　110
アイデンティティ再編のテーマ　77
遊び―遊びの領域　27
遊び・想像的（乳幼児）―遊び（養育者）　29
アタッチメント（愛着）　7, 8, 110
アタッチメント関係（attachment relationship）　112
アタッチメント Q-sort　123
アタッチメント行動（attachment behavior）　111
アタッチメント・システム　111
アタッチメント障害（Attachment disorder：AD）　21, 117
アタッチメント対象　111
アタッチメントについての精神的表象（parental mental representation of attachment）　112, 113
アタッチメントの型　114
アダルト・アタッチメント・インタビュー（Adult attachment interview：AAI）　113, 115
安全感　112, 115
安全感・信頼・自己評価（乳幼児）―滋養・価値づけ・共感的対応（養育者）　28
安全基地の歪み（secure base distortion）　21, 119

事項索引　217

安全基地の歪み：自己を危険にさらす（Secure base distortions with self-endangerment）　147, 151
安全基地の歪み：役割逆転（Secure base distortion with role reversal）　142
インタアクション（interaction）　24
STEEPプログラム　180
NCAFS（Nursing Child Assessment Feeding Scale）　31
M act（Interactive action of Mother）　23
Emotional Availability Scale　31
親子関係の包括的アセスメント・スケール（Parent Infant Relationship Global Assessment Scale：PIRGAS）　30
親子関係の包括的評価尺度（Parent-Infant Global Assessment Scale：PIRGAS）　137

か行

外傷の問題　110
介入の「入り口」（port of entry）　47
回避型　115
回避する方略　69
獲得された安全型（earned secure）　181
語りの特徴　37
片づけ　32
かなり混乱している（Significantly Perturbed）　40
関係性障害（Disordered Relationship）　39
関係性特異性（relationship specificity）　18
関係性の領域　27
関係性モデル　22, 30
感受性（parental sensitivity）　112, 113
関与の強さ　37
気質　21
気持ちが入っていない表象（disengaged representation）　38
虐待・ネグレクト　110
恐怖（fear/wariness）システム　112
均整のとれた表象（balanced representation）　38
警戒感・安全・自己保護（乳幼児）―保護（養育者）　28
構造化された養育者―子どもインタラクション評価法（Structured Cavegiver-Child Interaction Procedure）　30
行動制御システム（behavior control system）　112
子どもに対するワーキングモデルインタビュー（WMCL）　138
子どもについての作業モデル面接（Working Model of the Child Interview：WMCI）　30

さ行

再演遊び　167
再会　33
再会場面　115
CSP（Circle of Security Program）　45, 121
COA（Clinical observation assessment）　135
自己コントロール・協力（乳幼児）―しつけ・限界設定（養育者）　29
自己調節・予測性（乳幼児）―ルーティン・構造（養育者）　28
自己を危機にさらす（Self-endangerment）　21, 119, 142, 151
自閉症　4
シャボン玉　33
自由遊びのエピソード　32
修正アタッチメント体験　52
受容／拒否　37
障害された　40
障害された関係性の様相（Features of a Disordered Relationship）　39
情緒調節（乳幼児）―情緒の応答性（養育者）　27
情緒的結びつき・絆（attachment bond）　111
情緒のトーン　38
心的外傷後ストレス障害（Post-traumatic stress disorder：PTSD）　5, 7, 159
親密な関係（close relationship）　178
親和（affiliation）システム　112
Still Face　25
ストレンジ・シチュエーション（Strange Situation Procedure：SSP）　19, 115
正常な自閉期　3
精神分析的なアプローチ　19
世代間伝達　8, 81
相互交渉ガイダンス（Interaction Guidance）

46, 121
相互交渉的行動　23
喪失へのおそれ　38

た行

多元的・包括的評価　41
脱抑制性愛着（アタッチメント）障害
　（Disinhibited attachment disorder）　117
探索（exploration）　112
探索システム　113
知覚の豊かさ　37
注意欠陥／多動性障害（Attention Deficit/
　Hyperactivity Disorder：AD/HD）　20
治療のターゲット　47
DC：0 — 3R（Diagnostic Classificatino
　of Mental Health and Developmental
　Disorders of Infancy and Early
　Childhood：REVISED EDITION）　30,
　31
DAI（Disturbance of attachment interview）
　135
DSM-Ⅳ-TR（Diagnostic and statistical
　manual of mental disorders（4th ed.,
　text rev.））　20
D型　115
抵抗型　115
DC：0-3（Diagnostic Classification of
　Mental Health and Early Childhood）
　137
Disorganized/Disoriented型　115
適応的な関係性（Adapted Relationship）
　39

な行

内的作業モデル（Internal Working
　Model：IWM）　52, 113
慰めを求める（乳幼児）—慰め・苦痛に対
　する反応（養育者）　28
乳幼児—親心理療法　46
乳幼児—親精神・心理療法（Infant-Parent
　Psychotherapy）　46
乳幼児—親精神・心理療法　121
乳幼児—親（養育者）治療　45
乳幼児虐待　7
乳幼児精神保健　6

乳幼児の相互交渉的行動　122
乳幼児の表象　122
乳幼児—養育者の関係性　6
non-attachment：感情的に引きこもった
　120
non-attachment：無差別な社交性をもった
　120

は行

反応性愛着（アタッチメント）障害〔Reactive
　attachment disorder：RAD〕　5, 116
反応性愛着障害：脱抑制型　120
反応性愛着障害：抑制型　119, 120
非安全型　114, 115
PAI（Parent Attachment Interview）　35
PCERA（Parent-Child Early Relational
　Assessment Scale）　31
PDI（Parent Development Interview）　35
表象　23
表象志向的親—精神（心理）療法　6
フェイス・トゥー・フェイス・インターア
　クション（Face-to-Face interaction）
　25, 30
分離　33
分離・再会場面　115
変化への開放性　37
報告された虐待　40
保育室のお化け（ghost in the nursery）
　179

ま行

まとまり（Coherence）　181
まとまり／一貫性　37
学ぶ・好奇心・達成（乳幼児）—教える（養
　育者）　29
未解決型　121
物語の構成　38

や行

役割逆転　119
遊技治療　19
歪んだ表象（distorted representation）
　38
歪んだ表象：混乱した（Distorted confused）
　149, 153

養育者の相互交渉的行動　122
養育者の表象　122
養育上の敏感さ　37
養育の困難さ　37
抑制された　119

よく適応している　40
4つの課題　33

ら行

両価型　137

著者紹介

青木　豊（あおき・ゆたか）

精神科医・医学博士。京都市出身。1985年，国立山口大学医学部卒業。その後2003年まで，東海大学医学部精神科学教室に所属，現在は非常勤講師。

1996～1998年，ルイジアナ州立大学精神科にて，乳幼児精神保健の専門家になるためのハリスフェローシップを取得。1998～1999年，チューレイン大学精神科にてフルタイム乳幼児研究員。帰国後，2000年4月より，相州メンタルクリニック中町診療所院長。同院にて親と乳幼児のための専門治療チームを組織。2008年10月より，相州乳幼児家族心療センター（厚木心療クリニック付属）センター長。2011年4月より，目白大学人間学部子ども学科および同大学院生涯福祉研究科教授。

〈現職〉

目白大学人間学部子ども学科および同大学院生涯福祉研究科教授。相州乳幼児家族心療センター（厚木心療クリニック付属センター長。ほか，NPO子ども虐待ネグレクト防止ネットワーク理事。東海大学医学部，健康科学部などの非常勤講師。

〈専門領域〉

乳幼児精神医学・乳幼児精神保健

〈論文〉

青木豊・松本英夫・井上美鈴　2012　アタッチメント研究・理論に基礎付けられた乳幼児虐待に対するアプローチ：1症例の検討　児童青年期精神医学とその近接領域

青木豊・平部正樹・南山今日子・芝太郎・安部伸吾・吉松奈央・鈴木浩之・佐々木智之・加藤芳明・奥山眞紀子　2011　分離された施設入所となった被虐待乳幼児のアタッチメントとトラウマとの問題の推移——アタッチメント・プログラムを追加した対象を含めた考察トラウマティック・ストレス，9　pp.53-60.

青木豊・松本英夫・加藤由起子・小石誠二・小石慎二・井上美鈴・森本麻穂　2010　暴力への曝露による乳幼児期外傷後ストレス障害（PTSD）の1症例——乳幼児期におけるPTSDの存在と診断をめぐって　子どもの虐待とネグレクト，12　pp.423-434.

青木豊　2009　子どもの心の発達の理解と対応①（乳幼児から児童期まで）　児童青年精神医学とその近接領域，50　pp.226-232.

青木豊　2008　アタッチメントの問題とアタッチメント障害　子どもの虐待とネグレクト，10(3)　pp.285-296.

青木豊　2008　表象指向的乳幼児——親心理療法の2つの技法について　心理臨床学研究，

26 pp.140-148.
青木豊 2008 被虐待乳幼児に対するトラウマ治療と愛着治療 日本トラウマティック・ストレス学会誌 特集「子どもの虐待／児童虐待」6 pp.15-23.
青木豊・松本英夫 2006 愛着研究・理論に基礎付けられた乳幼児虐待に対するアプローチについて 児童青年精神医学とその近接領域，47（1）pp.1-15.
青木豊・松本英夫・寺岡菜穂子ら 2005 乳幼児の愛着障害 児童青年精神医学とその近接領域．46 pp.318-337.
Aoki, Y., Zeanah, C., Heller, S. & Bakshi, S. 2002. Parent-infant relationship global assessment scale: A study of its predictive validity. *Psychiatry and Clinical Neurosciences*, 56. 493-497. 等

〈著作〉分筆

青木豊 2012 アタッチメント 奥山眞紀子・西澤哲・森田展彰（編） 虐待を受けた子どものケア・治療 診断と治療社 pp56-78.
青木豊 2011 子どもの心的外傷と人格の発達 齊藤万比古・笠原麻里（編） 子どもの心の診療シリーズ6 子どもの人格発達の障害 中山書店 pp80-98.
青木豊（共著） 2011 アタッチメント障害（愛着障害） 松下正明（総編集） 精神医学キーワード事典 中山書店 pp21-22.
青木豊 2010 アタッチメントの概念とアタッチメント障害の症状 飯田順三（編） 日野原重明・宮岡等（監修） 脳とこころのプライマリケア4：子どもの発達と行動 シナジー pp218-225.
青木豊 2008 愛着障害 本間博彰・小野善郎（編） 子どもの心の診療シリーズ5 子ども虐待と関連する精神障害 中山書店 pp.97-115.
青木豊 2008 乳幼児期の母子関係の心理と支援 松本真理子（編） 現代のエスプリ 子育てを支える心理教育とは何か．493 至文堂 pp.45-53.
青木豊 2007 乳幼児の精神疾患 上島国利（編） 精神医学の基礎知識 誠信書房 pp.260-280.
青木豊 2005 乳幼児期におけるうつ病 松本真理子（編） 現代のエスプリ別冊 うつの時代と子どもたち 至文堂 pp.52-64. 等

乳幼児─養育者の関係性　精神療法とアタッチメント
2012年7月30日　初版第1刷発行
2014年9月20日　　　第2刷発行

著　者　　青木　豊
発行者　　石井　昭男
発行所　　福村出版株式会社
〒113-0034　東京都文京区湯島2-14-11
電話　03-5812-9702　FAX　03-5812-9705
http://www.fukumura.co.jp

印刷　株式会社文化カラー印刷
製本　本間製本株式会社

©Yutaka Aoki　2012
Printed in Japan
ISBN978-4-571-24047-8
乱丁本・落丁本はお取替え致します。
定価はカバーに表示してあります。

福村出版◆好評図書

井原成男 著
ウィニコットと移行対象の発達心理学
◎2,500円　ISBN978-4-571-23044-8　C3011

精神分析医ウィニコットの理論と豊富な臨床事例をもとに解き明かす。移行対象からみた子どもの発達心理学。

吉田弘道・伊藤研一 著
遊戯療法
● 二つのアプローチ
◎2,000円　ISBN978-4-571-24041-6　C3011

遊戯療法の定義や技法から治療の実践までを，来談者中心療法と精神分析療法という2つのアプローチから解説。

近藤邦夫 著／保坂亨 他編
学校臨床心理学への歩み
子どもたちとの出会い、教師たちとの出会い
● 近藤邦夫論考集
◎5,000円　ISBN978-4-571-24042-3　C3011

著者が提唱した「学校臨床心理学」を論文集から繙く。子ども，学生，教師，学校現場に不変の理念を示唆する。

滝口俊子・渡邊明子・井上宏子・坂上頼子 編著
子育て知恵袋
● 子どもを健やかに育てるために
◎1,500円　ISBN978-4-571-11031-3　C0037

乳幼児・児童の保護者や保育者の様々な悩みに，保育カウンセラーや幼稚園園長など保育の専門家がアドバイス。

増沢 高 著
虐待を受けた子どもの回復と育ちを支える援助
◎1,800円　ISBN978-4-571-42025-2　C3036

虐待を受けた子どもたちの回復と育ちを願い，彼らへの理解と具体的援助の在り方を豊富な事例をもとに解説する。

A.C.ピーターセン 編／多々良紀夫 監訳
子ども虐待・ネグレクトの研究
● 問題解決のための指針と提言
◎8,000円　ISBN978-4-571-42035-1　C3036

子ども虐待問題の総合的究明に向けて全米研究評議会（NRC）が組織した研究パネルの報告書。

R.チョーク・P.A.キング 編／多々良紀夫 監訳
家庭内暴力の研究
● 防止と治療プログラムの評価
◎8,000円　ISBN978-4-571-42039-9　C3036

虐待防止と治療プログラムの評価研究を統合し，今後の研究課題を提案する。全米研究評議会による報告書。

◎価格は本体価格です。